これからの病院経営を担う人材
医療経営士テキスト

チーム医療と現場力

強い組織と人材をつくる病院風土改革

中級【専門講座】

白髪昌世 編著

8

日本医療企画

はじめに

　医療経営士が活躍するための理念として、「理論と実践」という言葉が掲げられています。その言葉に込められた意味としましては、医療経営士は問題を探し出しその問題に関連する「原理」と「原則」を適応して、問題を解決するための実行力を備えていなければならないということです。本テキストの目指すところは、まさに「理論と実践」を実現することができるようになることです。

　「理論」とは、個々に発生・経験した多種・多様な具体的現象や事例を分析して、そこから一定の法則性を見つけ出し、統一的に説明が可能になるように体系的に筋道を立てて組み立てられた知識であると説明されます。

　したがって、そのような「理論」を用いて「実践」することにより特定の状況を予測することが可能になり、予測可能であれば予防あるいは回避することもできることになります。そのために、それぞれの領域での「理論」を理解し、それを「実践」するという実務を担当してきた方々に第1章から第6章の執筆をお願いいたしました。

　第1章・第2章担当の丁井雅美氏は広島国際大学での私の同僚教員ですが、上場企業の第一線で経営改善業務を担当してきたという経験があります。井村健二(第3章)、山田康夫(第4章)、山本康弘(第5章・第6章)の3氏は、私が広島国際大学に移るまで勤務していました国立医療・病院管理研究所(現・国立保健医療科学院)の病院経営幹部の養成課程である「病院管理専攻科」の優秀な修了生で、それぞれ病院経営の実務を担当している、あるいは担当してきた方々です。

　読者の皆さまには、本テキストを使って「"病院風土"をいかに変えるか」、そのための「理論」と病院のそれぞれの現場における「実践」力を学んでいただければと思います。「理論」を実際の現場に適応「実践」することによって"病院風土"を変えることが目指すところとなりますが、最終的なポイントは、アメリカの経営学者で近代組織論の中心人物の1人であるチェスター・アーヴィング・バーナード(Chester Irving Barnard：1886〜1961年)が指摘するように、目的を持った人の集団に存在する「公式組織」と「非公式組織」の運用が重要となります。

　伝統的に健全な病院経営が行われている病院で、次のようなエピソードを伺ったことがあります。病院長から次期病院長へ院長業務を引き継ぐ際に、さまざまな病院経営に関する事項については一般的な引き継ぎが行われましたが、それとはまったく別に必ず実行し

なければならない2つの重要な事項があると言われたそうです。その重要な事項の第1は、男女の職員、そして職種を問わず伝統的に行われている職員間の「スポーツ振興」を引き続き絶やすことなく実施してほしいというものでした。そして、第2の事項は病院長業務も確かに忙しいとは思うが、職員の「冠婚葬祭」にはスケジュールを調整し、万難を排して必ず出席するようにしてほしいというものでした。

　この話を伺ったときに、「病院風土」といった言葉はまったく出て来ませんでしたが、健全な病院経営が行われている「公式組織」をこのような「非公式組織」が表裏一体となって補完していることがわかりました。

　いわゆる「チーム」という考え方ですが、それを象徴する1つのエピソードがあります。かつてジーコ監督が率いるサッカー日本代表チーム（ジーコジャパン）のキャプテンを務めた中田英寿選手が、会社更生法の適用を受けた食品メーカーへ、2003年7月に執行役員として就任し、新聞の取材を受けた際に「サッカー選手が食品メーカーで経営再建のために何をなさっていらっしゃるのでしょうか？」との問いに、「社員に対して『組織よりチームになろう！』と働きかけているのです」と答えていました。中田選手の言葉は、組織を作って仕事をする意義は「役割分担と水平的連携」のことであり、まさに「チーム医療」の重要性を指摘しているのです。

　また、「理論と実践」をより具体的に学ぶために、第7章では経営主体の異なる病院の方々に特別にお願いをいたしまして、医療現場のケース事例をご提供いただきました。ご協力ありがとうございました。このケース事例によって、皆さまの学習効果が上がり、「チーム力と現場力」でより多くの病院の"病院風土"が変わることを期待しております。

白髪　昌世

目次 contents

はじめに …………………………………………………………………… ii

第1章 組織とコミュニケーション

1. 組織 …………………………………………………………… 2
2. 組織構造 ……………………………………………………… 4
3. 病院組織 ……………………………………………………… 8
4. コミュニケーション ………………………………………… 10
5. ネットワーク・コミュニケーション ……………………… 12

第2章 職場の改善活動チーム

1. 職場の小集団活動 …………………………………………… 20
2. QCサークル ………………………………………………… 22
3. QCストーリー ……………………………………………… 25
4. QC7つ道具 ………………………………………………… 29
5. 新QC7つ道具 ……………………………………………… 34
6. 小集団活動による職場の活性化 …………………………… 39
7. 職場の活動と行動 …………………………………………… 41

第3章 病院風土と組織文化

1. 風土と文化について ………………………………………… 46
2. 医療における風土と文化 …………………………………… 54

| 3 | 風土と文化を変革する | 55 |
| 4 | 風土・文化と、各種キーワードとの関係 | 58 |

第4章 医療における組織マネジメント

1	医療における組織マネジメントの意義と基本スタンス	68
2	組織を作って仕事をする意義	70
3	目的・戦略に合わせた組織デザイン	72
4	組織の運営管理の方法	74
5	マネジメントのシステム	76
6	人材の育成と管理	79
7	ビジョンの共有・浸透による自律性	81
8	多職種のチーム・マネジメント	83
9	戦略的マネジメント	85
10	ガバナンスと社会的責任経営	87
11	多職種連携におけるマネジメント・スタッフの役割	90

第5章 チーム医療と現場力

1	チーム医療とは	94
2	歴史的背景	96
3	チーム医療に対する診療報酬の評価	98
4	現場力の重要性	100
5	チーム医療に求められる教育研修	104

第6章 チーム医療の推進

1. 医療専門職からみたチーム医療への関わり ……………………… 108
2. チーム医療を推進するための方策 ………………………………… 111
3. チーム医療の推進を目的とした連携教育 ………………………… 113
4. チーム医療の評価と今後の課題 …………………………………… 116

第7章 医療現場のケース事例

序――先駆的「実践事例」を読むために

事例1 済生会横浜市南部病院／
南部病院における経営改善の推進体制と取り組み手法 …… 124

事例2 武蔵ヶ丘病院／
事務部主導で全部署を巻き込み継続・進化する経営改善へ …… 129

事例3 明石医療センター／
TQMでPDCAサイクルを回し事業計画を着実に実行 …… 134

事例4 若草第一病院／
急性期病院における地域連携課の活動 ………………………… 140

事例5 わかくさ竜間リハビリテーション病院／
自院の強みを武器にシームレスな連携を展開 ………………… 145

事例6 広島赤十字・原爆病院①／
事務職員が取り組んだ周術期口腔ケア体制の構築 …………… 148

事例7 倉敷中央病院①／
対話型地域連携による広報「わが街健康プロジェクト。」 …… 152

事例8 特定医療法人財団博愛会／
事務中堅管理職の人材育成〜運営マネジメント塾の実施〜 …… 156

事例9 倉敷中央病院②／
リフレクションビデオで仕事モティベーションを向上 …… 162

事例10 相澤病院／
相澤病院における看護師と看護補助者の協働の仕組み …… 165

事例11 深谷赤十字病院／
看護師長の病床管理に焦点を当てた病棟経営 …… 168

事例12 広島赤十字・原爆病院②／
病院情報システムを用いたビジネスインテリジェンスへの取り組み …… 172

事例13 H病院／
査定率、返戻率を減少させるためのDPC/PDPSにおける具体的な取り組み …… 176

事例14 東住吉森本病院／
チームメンバーの行動目標の一致で災害医療・救急医療にスムーズに対応 …… 182

事例15 千船病院／
千船病院事務部におけるリスクマネジメントの取り組み …… 184

事例16 社会医療法人若弘会／
いつかはクラウン、いつかは臨床研修病院を目指して …… 189

事例17 社会医療法人愛仁会／
兵庫県立病院跡地利用事業公募選定に関する事業立案 …… 192

事例18 横浜市立みなと赤十字病院／
指定管理者制度を超越した高機能病院の経営ケース …… 196

第1章
組織とコミュニケーション

1 組織
2 組織構造
3 病院組織
4 コミュニケーション
5 ネットワーク・コミュニケーション

第1章　組織とコミュニケーション

1 組織とは

　組織とは何か。組織論では、一般的にアメリカの経営学者で実業家でもあるバーナードの定義を用いて以下のようにとらえる。組織とは、「2人以上の人々が意識的に調整された活動や諸力のシステム」である。ここでポイントとなるのは、人々の単なる集まりを組織と呼ぶのではなくて、人々の活動からなるシステムを組織と呼んでいる点だ。さらに、バーナードは、組織が組織であるためには、共通の目的、協働への意欲、コミュニケーションの3つの要素の存在が必要であると述べている[*1]。組織とは、そこに属している人々の間にコミュニケーションがあるだけでなく、共通の目的を実現するために協働する人々の意欲が必要となる。

　単独で仕事をしている人以外は、何らかの組織に所属もしくは関係して仕事を行っている。組織に属して仕事を進めるには、他の職員との接し方、コミュニケーションの取り方など基本的な能力が必要とされる。組織では、職場内に良好な人間関係を構築し、それぞれの人たちが共に支え合うことで、スムーズで無駄のない仕事を進めることができる。

　公立病院・私立病院、病院・診療所など、医療機関によって組織の形態はさまざまである。しかし、組織の目的は、仕事を進めるに当たり、事故や問題がないように各部門間での連携を密にして情報を共有し、「患者さんの満足度」を高めることにある。そのために職員は、心のこもったおもてなし、ホスピタリティ精神をもって、安全で効率的な質の高い医療サービスを患者さんに提供することが求められる。

　さまざまな専門職種のスタッフが働く医療機関において、組織として合理的に仕事を進めるためには、組織内のスタッフが役割別に仕事を分担し、その権限・義務、指示命令系統を明確にしておかなければならない。職員は、所属している部門が「患者さんにとってどうあるべきか」を基本として、部門同士がお互いにサポートしながら仕事を進める必要がある。組織を動かすのは、一人ひとりのスタッフであり、組織がスムーズに動くためにはスタッフ一人ひとりのコミュニケーションが大切になる。医療スタッフ間の連携や意思の疎通がうまくいかなければ組織は成り立たない[*2]。

[*1] 白髪昌世監修・編『病院管理』メディカルエデュケーション、pp.74-75、2008年
[*2] 野中博監修『医療秘書』メディカルエデュケーション、pp.120-121、2008年

2　組織の秩序

　組織の秩序を維持するために「規約」や「制約」がある。医療機関で最も大事なことは、患者さんの個人情報(患者情報)を第三者に漏らしてはならないという守秘義務である。守秘義務とは、職務上知ることのできた秘密を守る義務である。医師、薬剤師、弁護士、公認会計士などが業務上知り得た患者やクライアントの秘密を漏らしてはならないとする法律上の義務である。守秘義務に反すれば、懲戒処分のみならず刑罰を科され、その義務は退職後にも及ぶという責任の重いものである。もともと医療資格者の場合には身分法(資格法)や刑法で守秘義務が義務づけられ、さらに業務内容によっては医療資格者でなくとも守秘義務が定められている[*3]。

　個人情報保護法では、患者さんの自己情報コントロール権が確立された。すなわち、患者さん自身の情報についての開示・訂正・削除を求めることが可能となった。医療機関においても患者情報を守ることが必要となり、病院内の規約なども時代の変化に合わせて策定し行動する必要がある。

　病院内においても規則を守りながら自由な発想に基づき仕事を行うことは、「患者中心の医療サービス」につながることはもちろん、「医療の質の向上」にもつながる。すべての医療スタッフ、事務スタッフが、受付業務などで知り得た患者情報等を含め、守秘義務や個人情報保護を意識しながら対応できるコミュニケーション能力を身に付けて職務に当たる必要がある。

3　組織の人間関係

　病院組織は、多様な専門職で構成された専門職組織である。一般的に専門職従事者は、組織への帰属意識が低いといわれている。組織に属している職員のモラール(士気)を上げることも重要である。

　経営における人間関係の重要性は古くから認識されている。人間関係論は、ホーソン実験を基礎としたメイヨーとレスリスバーガーによって生み出された考え方である。組織は人間の相互作用からなる1つの社会体系であり、本質的に人間の組織としての側面を持っていて、能率の論理により組み立てられた公式組織(フォーマル)と感情の論理により生ずる非公式組織(イン・フォーマル)からなると考えられている[*4]。

[*3]　野中博監修『医療秘書』メディカルエデュケーション、pp.120-121、2008年
[*4]　白髪昌世監修・編『病院管理』メディカルエデュケーション、pp.85-86、2008年

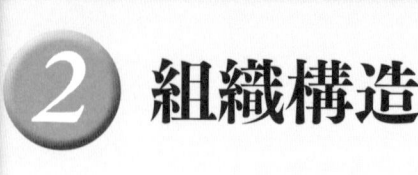

1 組織構造とは

　組織構造とは、企業(組織)内の責任・権限や業務分掌の仕組みのことである。経営組織は、企業の経営活動である事業活動と管理活動をどのように分業し、活動間の調整をどのように行うかを規定するものである。
　いいかえれば、経営組織を構成する部門や責任・権限の関係など規定したものが組織構造である。組織構造は、生産や販売などの機能や専門性など、何を基準として人々が分業するかどうかによって決まる。組織構造の基本的な形態には、職能別組織、事業部制組織、マトリックス組織がある。また、職能別組織、事業部制組織はヒエラルキー型組織として分類される。企業環境が変化する中で、新たにネットワーク型の組織を取り入れる組織もある。

2 組織の基本形態

　組織規模が拡大するにつけて、組織として形態を整える必要がある。組織の基本形態は、原則としてライン組織、ファンクショナル組織、ライン・アンド・スタッフ組織で構成される。

(1)ライン組織

　ライン組織とは、命令の一元性(一元化)・階層の原則によって生成された組織のことである。トップから最下層まで単一の命令系統で結ばれ、構成員は1人の上位者をもち、上位者から命令を受ける。命令系統、責任と権限が明確である。権限が1人の上位者に集中するため責任が重くなる。

(2)ファンクショナル組織

　ファンクショナル組織とは、専門化の原則により生成された組織のことである。構成員は専門職種を担当する複数の上司からそれぞれの職能についての命令を受ける。管理者の負担は軽減し、業務の標準化が進む。しかしその半面、複数の上司から命令を受けるため

に混乱が生じたり、責任の所在が曖昧になることがある。

(3)ライン・アンド・スタッフ組織

ライン・アンド・スタッフ組織とは、単一の命令系統で結ばれた執行機能を遂行するライン組織に、専門性を持ってラインの助言・援助を行うスタッフ組織を付け加えた組織形態である。ライン組織とスタッフ組織の長所を生かし、命令の一元性と専門化をともに実現しようとする組織である。命令系統の一元性を保ち、専門化(家)による助言を得ることができる。しかし、スタッフが重用されすぎると、決定権、執行、命令系統の一元性が損なわれることもある。

3 職能別組織

職能別組織とは、企業の一般的な組織形態であり、専門化の原則によってライン・アンド・スタッフ組織から発展した組織形態である。総務、人事、営業、生産、販売、研究、開発など、事業活動の流れに従い、業務内容に応じて、職能別に部門を編成した組織形態である。職能ごとの専門化によって知識や経験の蓄積が容易であり、人や設備などの経営資源を全体的に共有することができる。しかし、専門領域が明確になるため仕事の効率化が図れる一方で、部門間で対立が生じることもある。経営トップの意思決定や部門間調整の負担が大きくなる(図1-1)。

4 事業部制組織

事業部制組織とは、事業部の活動を全社的立場で意思決定し、調整・統制を図る本社機能によって構成される複合組織である。事業の多角化が進むと各事業間の調整が難しくな

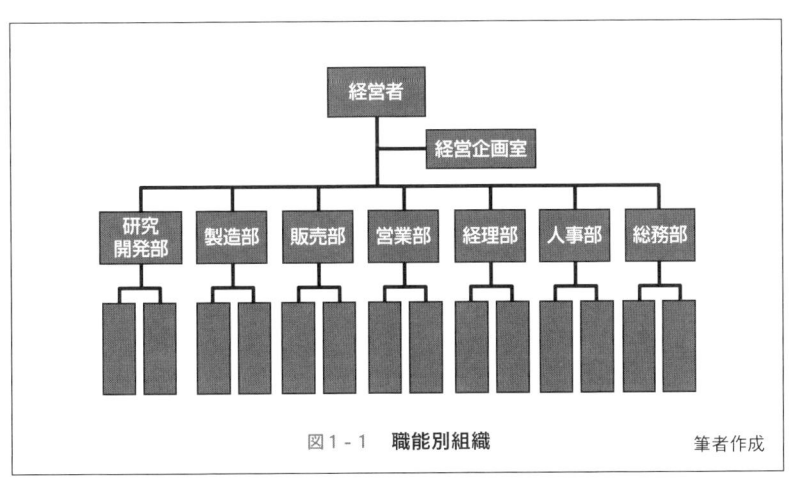

図1-1　職能別組織　　　　　筆者作成

る。これを避けるために、製品別、地域別、顧客別などに事業部単位で部門(事業部)を編成することが必要となる。つまり事業部制組織とは、取り扱い製品別や担当地域別に事業部を設け、事業部内における一切の権限を事業部長に与える組織のことである(図1-2)。

事業部制組織は、分権化を指向した組織であり、小規模な職能別組織のもつ弾力性をもたせるために大企業において導入されている。各事業部が自己完結的に事業を行うため、経営トップの負担は軽減され、市場の変化に適用しやすくなるというメリットがある。しかしその一方、事業部間における経営資源の重複や事業部を横断するような新しい商品やサービスの開発が難しくなるというデメリットがある。

5　マトリックス組織

マトリックス組織は、経営組織の活性化・能動化を図るために、職能別組織と事業部制組織の長所を取り入れた組織形態である。それぞれの長所を取り入れるために、これらの2つを格子状に組み合わせたものである(図1-3)。

組織メンバーは、プロジェクトごとの部門と職能別部門の2つの部門に属する形態である。業務に柔軟に対応できるという長所があるが、上司が2人になることで、権限と責任の二重化が起こるという短所もある。組織メンバーは、職能別部門の上司と事業部の上司の2人によって指揮されることになるため、責任・権限関係が曖昧になり、指揮命令系統間において対立が生じやすく、その調整に時間がかかる。

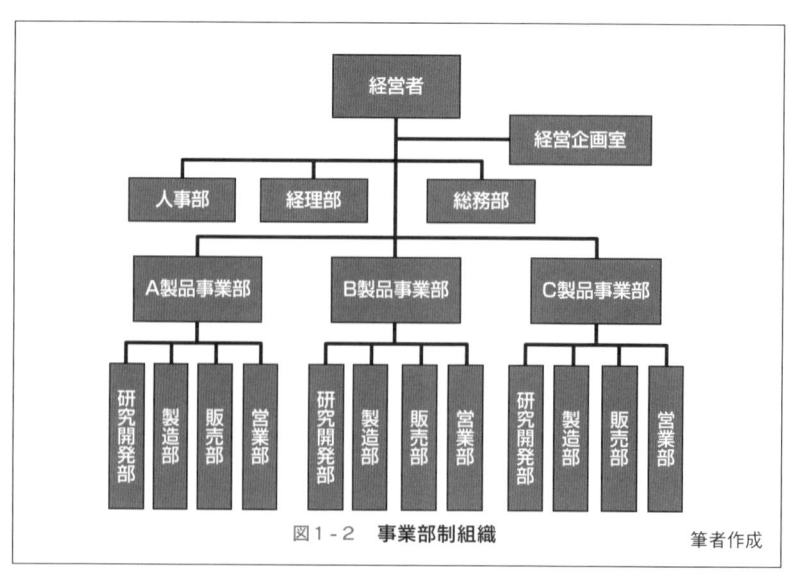

図1-2　事業部制組織　　　　　　　　筆者作成

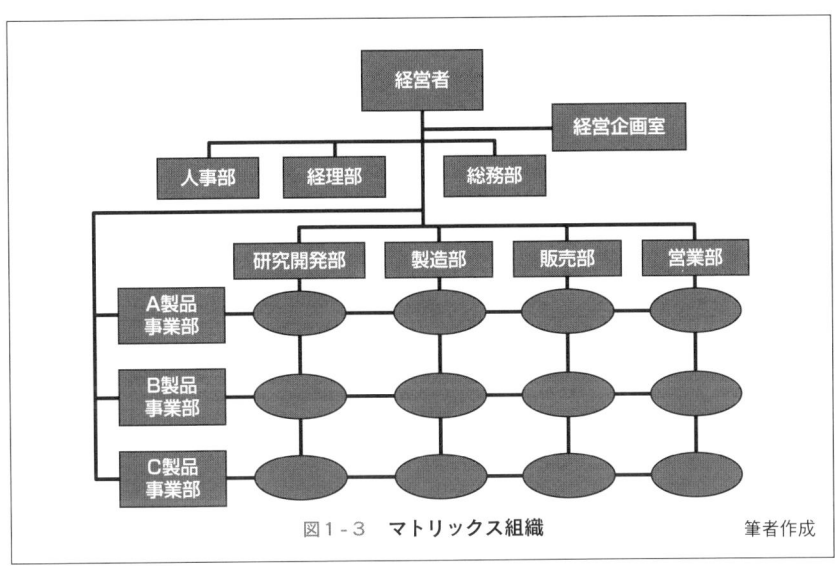

図1-3　**マトリックス組織**　　　　筆者作成

6　ネットワーク組織

　企業の規模が大きく変化する中、ネットワーク組織が注目されている。従来の職能別組織、事業部制組織、マトリックス組織は、いずれも人々の間の指揮命令系統を段階的に規定したものである。ネットワーク組織とは、従来の階層型の組織よりも企業内や部門内のプロジェクト・チームのように緩やかな関係で結ばれた組織形態である。

　ネットワーク組織においては、企業内部の組織構造は階層的なものからフラットなものになり、個々の部は大きな権限を持って自律的に運用されることで部門間の関係は対等で水平なものになる[5]。

7　プロジェクト・チーム

　プロジェクト・チームとは、新規事業・新商品開発など特定の課題や特別な目的を達成するために編成された組織である。プロジェクト・チームは、特定の問題解決のために期間を限定して編成される。病院や企業から与えられたテーマがあり、それに精通した人々が各職場および各分野の専門家から構成され、チームの構成員は各部門から集められる。プロジェクト・チームの場合は、特定の問題解決が完了し、プロジェクトの目的が達成されるとそのプロジェクト・チームは解散する。

---

[5]　武藤明則『経営情報システム教科書』同文舘出版、pp.26-27、2014年

3 病院組織

1 病院の組織とは

　病院の組織は、一般的に診療部門、看護部門、薬剤部門、臨床検査部門、診療放射線部門、リハビリテーション部門、事務管理部門などから構成されている。病院の規模により組織構造は病院によってさまざまな形態を取っている。患者中心の医療サービスを提供するためには、各部門のチームワークが重要である。

　そのために病院の組織は、患者さんを頂点とした構造となっている。病院では、医師と看護師、薬剤師が最前線に立って、患者さんの診察や治療、指導を行う。さらに、診療放射線技師や臨床検査技師、理学療法士、作業療法士らは、患者さんや医師を後方から支援する。事務職員は、患者さんや医師、看護師、薬剤師、その他のメディカルスタッフを支援する。それぞれの役割に応じて、患者さんのために機能的に診療を行うのが病院である[6]。

　病院の組織は、公立病院と私立病院の違いや、その病院の歴史などにも影響される。病院の組織のあり方としては、医師、看護師など資格や職種別に部門が設定されているために、病院体制は縦割りと表現される。部門間の隔たりを超えて、職種間の情報共有や職種間連携をいかに円滑にするかが、質の高い医療を提供するうえで重要な課題である[7]。

2 病院の組織の基本

　病院の多くは、診療部門・看護部門・事務部門といった機能ごとの部門化が図られるような機能別組織を採用している。診療部門・看護部門・事務部門などのライン部門とともに、副医院長といったスタッフ（ゼネラル・スタッフ）機能を有しているため、ライン・アンド・スタッフ組織でもある[8]。図1-4に病院の組織図の例を示す。

　病院組織には、医療スタッフ、事務スタッフ以外の、給食部門、洗濯・清掃部門、検査部門、事務部門のアウトソーシング、医薬品や医療材料の購入などとの連携も重要な課題である。

---

[6] 木村憲洋『病院は、めんどくさい』光文社、pp.38-41、2012年
[7] 木村憲洋『病院の仕組み／各種団体、学会の成り立ち』（「医療経営士」初級テキスト4）日本医療企画、pp.36-39、2013年
[8] 白髪昌世監修・編『病院管理』メディカルエデュケーション、pp.84-85、2008年

病院組織 ❸

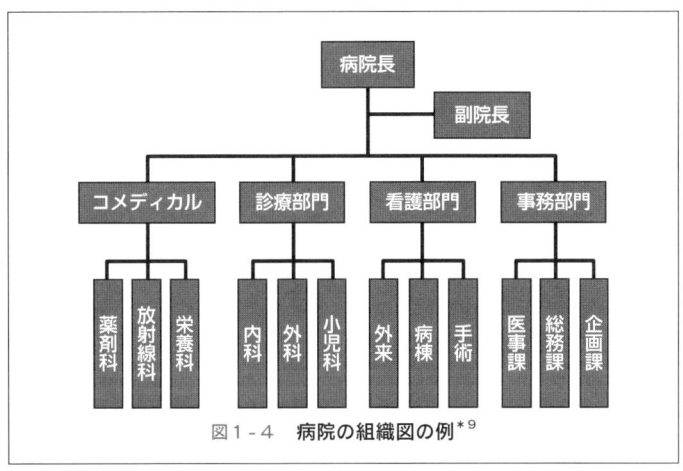

図1-4　病院の組織図の例*9

3　医療法人

　医療法人とは、医療法で定められた医療機関における会社組織である。株式会社との違いは、株式会社が営利法人であるのに対して、医療法人は非営利法人である。病院、医師や歯科医師が常勤する診療所、または介護老人保健施設の開設・所有を目的とする法人のことである。

　医療法人社団においては形式上、社員と呼ばれる株主に似た構成員からなる社員総会が最高意思決定機関とされる。しかし、実際において法人経営の最終的な意思決定を行うのは理事会であり、理事会で選任された理事長が法人代表者となる。理事長が代表取締役、理事会が取締役会のような役割を担っている。

　病院の管理者(院長)は医師を充てなければならないことが医療法で定められている。ただし、理事長は医師でなくても就任することが可能である。院長は、医師が所属する診療部門や看護師が所属する看護部などを統括する。

*9　白髪昌世監修・編『病院管理』メディカルエデュケーション、pp.84-85、2008年の図2-12を参考に作成したものを示す

第1章　組織とコミュニケーション

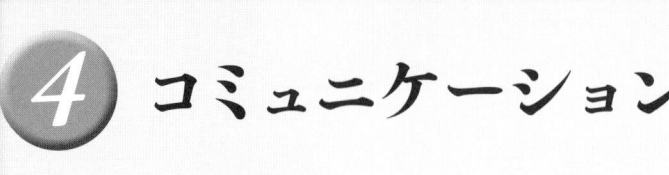
4 コミュニケーション

1　コミュニケーションとは

　コミュニケーションとは何か。コミュニケーション(Communication)はラテン語の「共有する」という意味が語源である。人との関係づくりに欠かせないCommunication Skill（コミュニケーション技術・方法）を身に付けることは、仕事を進めるうえで必要な能力である。コミュニケーションは、よくキャッチボールにたとえられる。相手が受けとりやすい位置にメッセージを投げて受け止めてもらい、同様に相手からもメッセージを投げ返してもらうことにより、メッセージを共有することである[10]。

　コミュニケーションとは、「ある個人または集団が、他の個人・集団に対して、情報・感情・思想・意思などを伝達し、それが受け入れられる全過程」と理解できる。組織では、コミュニケーションは単に意思を伝達するだけでなく、それを理解させることが必要となる[11]。

2　コミュニケーションプロセス

　コミュニケーションは、尋ねる、話す、聴く、理解するという4つのプロセスから成り立っている。まず、仕事を進めるうえで、わからないこと、知らないことは、上司や同僚に自分から積極的に尋ねる。自分の考えていることを相手に理解してもらえるように内容を伝える。話すことにより相手に好感を得てもらうことで、よい人間関係が築ける[12]。

　相手と話すときには、言葉・語調・表情に注意をし相手の目を見ながら話すことが大切である。表情・動作・しぐさ・態度の非言語コミュニケーションは、本心・本音が伝わる。相手の話を単に聞くのではなく、相手の目を見ながら耳で聴き、言葉の奥底に隠されている本音は何なのかを心で聴くことに集中することが大切である。相手の真意を理解するには、話の内容を適切に把握し疑問点には必要に応じて確認する。

---

[10]　野中博監修『医療秘書』メディカルエデュケーション、pp.126-127、2008年
[11]　医療経営教育協議会編『医療マネジメント』日経メディカル開発、p.159、2008年
[12]　野中博監修『医療秘書』メディカルエデュケーション、pp.126-127、2008年

3　良いコミュニケーションづくりの方法

　良いコミュニケーションづくりのためには、話し相手との関係を和やかに感じよくしようとする心遣いに加え、相手に対し誠意や配慮をもった接し方をすると、肯定的な言葉・態度・行為が自然に出るようになる。たとえば、一生懸命に話しているのに相手に理解されないのは、理解してもらうための懇切丁寧さが足りないからであり、そうした場合は自己中心的に話している場合が多く、常に他者への配慮を考えることが必要である。職場内で良いコミュニケーションが行われるように環境を整えたり、一人ひとりのコミュニケーションの能力を向上させることも必要となる。

4　コミュニケーションの機能

　コミュニケーションが集団や組織の中で果たす機能は、①統制機能、②動機づけ、③感情表現、④情報の4つである。
　①統制機能とは、メンバーが従うべき権威階層や組織統制、公式ルールに従うことがコミュニケーションを通じて行われる。
　②動機づけは、目標設定、業績のフィードバックを通じて行われる。
　③感情表現は、社会的要求と仲間とのコミュニケーションを通じた社会的交流を通じて満たされる。
　④情報は、意思決定をするための情報提供をコミュニケーションにより行う。
　組織におけるコミュニケーション機能を評価する際は、この4つの側面から考える[13]。

5　組織内のコミュニケーション

　職場内の人間関係は、フォーマルな関係(フォーマル・グループ)とインフォーマルな関係(インフォーマル・グループ)から成り立っている。
　フォーマルな関係とは、公式的に地位や役割が定められているグループのことであり、医療機関におけるルールに基づき管理・運営される組織であり、所属メンバー間の役割が明確に規定されている。
　インフォーマルな関係とは、フォーマル・グループから自然発生したグループである。フォーマルな関係と、それとは別に、好き・嫌いなど感情に基づく気の合う仲間から構成されるグループである。これらの関係は、仕事の場面において、インフォーマル関係がうまくいかないとフォーマルな関係にも大きな支障を来たすこととなる。

---

[13]　医療経営教育協議会編『医療マネジメント』日経メディカル開発、p.159-161、2008年

5 ネットワーク・コミュニケーション

　ICT（Information and Communication Technology）の進歩により、医療機関におけるコミュニケーションの取り方も変化してきている。スマートフォンやタブレット端末の普及とともに、電子メールからSNS（Social Networking Service）や無料チャットの利用、無料アプリの浸透などにより便利になった反面、使い方を間違えるとトラブルに発展することがある。

　インターネットの普及により、医療機関においてもWebサイトを活用した情報発信が当たり前となり、多くの医療機関が情報発信を行っている。さらに、ブログやFacebookなど一般人が容易に利用できる環境も整い、宣伝・広報への活用も進んでいる。SNSは誰でも気軽に閲覧できることから患者さんとのコミュニケーションに活用され、Facebookなどを積極的に利用している医療機関も増えてきている。

　ICTの普及と共にネットワークを通したネットワーク・コミュニケーションも大切である。組織におけるコミュニケーションツールとして、グループウェア、SNS、ナレッジマネージメントについて以下に述べる。

1 グループウェア

　組織におけるグループ活動を支援するICT、共同作業を支援するためのソフトウェアである。代表的な機能としては、電子メール、電子掲示板、電子会議室、スケジュール管理、ワークフロー、文章管理などがある。

　グループウェアは集団活動におけるコーディネーションやコラボレーションの支援を目的に利用される。

(1) 電子メール

　電子メールとは、コンピュータネットワークを通じてメールのやり取りを行うシステムである。テキストメッセージの交換以外にも画像や動画のやり取りも可能である。宛名を特定するための住所は電子メールアドレスと呼ばれる。

(2) 電子掲示板

　電子掲示板とは、インターネット上で公開された一種の掲示板である。利用者が自由にコメントを書き込んだり、読んだりできるシステムである。電子掲示板にメッセージを書き込むと、不特定多数の利用者がそのメッセージを読み、返答として書き込みができる。

(3) 電子会議室

　電子会議室とは、電子掲示板と同様のシステムである。電子会議室では、あるテーマに基づいて意見や情報の交換を行うことができる。

(4) スケジュール管理

　スケジュール管理とは、グループのメンバーが各自のスケジュールを管理するとともに、メンバー間のスケジュール調整を行うシステムである。また、会議室などの施設の利用スケジュールを管理することも可能なシステムもある。

(5) ワークフロー

　ワークフローは、企業や病院の業務の一連の流れをインターネット上で行うシステムである。複数の人の作業があらかじめ決められた手順に従って実施されるように、作業の流れ(ワークフロー)を支援したり、管理したりするシステムである。

(6) 文書管理

　文書管理は、形式が一定でない非定型的な文書の管理を行うシステムである。テキストや画像などのさまざまな形式のデータを扱うことができる。文書の保管、履歴管理、承認・レビュー、検索などの機能がある。

2　ソーシャルメディアシステム

　ソーシャルメディアとは、Web上で提供されるサービスである。ユーザーの積極的な参加によって成り立ち、ユーザー間のコミュニケーションをサービスの主要素として提供するサービスの総称である。ソーシャルメディアの主なサービスは、SNS、ブログ、ミニブログ、無料通話、無料チャット、動画共有、ライブ配信がある。以下に代表的なサービスを紹介する。

　先に述べたように医療施設においても、病院の広報活動や病院マーケティング、組織におけるコミュニケーションツールとしての活用が進んでいる。SNSを活用したコミュニケーションは重要な課題である。

第1章　組織とコミュニケーション

(1) SNS

　SNSとは、共通の話題や趣味を持った人同士がつながることで、インターネット上で情報共有や意見交換ができるサービスである。代表的なサービスはフェイスブック株式会社が提供しているFacebookサービス[14]がある。

　Facebookは、2004(平成16)年2月にサービスを開始したSNSである。サービス開始当初は、規模の小さいものであったが、現在では世界最大のSNSとなっている。Facebookの最大の特徴は、他のSNSが仮名(ハンドルネーム)での登録が可能であるのに対して、Facebookは実名で登録しなければならないという点である。

(2) ブログ(blog)

　ブログとは、ウェブログ(Weblog)の略称である。日々更新される個人の日記など、簡便な方法でインターネット上に公開できるシステムである。多くの企業からブログサービスが提供されているが、独自でシステムを構築することも多い。

　代表的なサービスは、株式会社サイバーエージェントのAmeba(アメーバブログ)[15]、LINE株式会社のライブドアブログ[16]である。アメーバブログ(Ameba Blog)はサイバーエージェントが、ライブドアブログはLINEが提供するレンタルブログサービスである。

(3) ミニブログ

　ミニブログとは、ブログをさらに簡素化させた簡易ブログである。代表的なサービスはツイッター社によって提供されているTwitterサービス[17]である。

　Twitterは、140文字以内のメッセージを発信し、相互にコミュニケーションをとることが可能である。発信したメッセージはつぶやき(ツイート)と呼ばれ、リアルタイムでメッセージ交換をしてコミュニケーションをとることが特徴である。

(4) 無料通話・無料チャット

　無料通話・無料チャットとは、同じアプリと呼ばれるソフトウェアをダウンロードしたもの同士が無料で通話やチャットを利用できるサービスである。代表的なサービスは、LINE株式会社が提供しているLine[18]とマイクロソフト社が提供しているSkype[19]がある。

---

[14] Facebook (https://www.facebook.com/)
[15] アメーバブログ (Ameba Blog) (http://www.ameba.jp/)
[16] ライブドアブログ (http://blog.livedoor.com/)
[17] Twitter (https://twitter.com/)
[18] Line (http://line.me/ja/)
[19] Skype (http://www.skype.jp/ja)

Lineは、無料通話やメッセージ機能を備えている。Lineは主にスマートフォン向けのサービスであるが、パソコンや携帯電話での利用も可能である。Lineの機能は、「トーク」と呼ばれるチャットのようなリアルタイムな会話ができる機能、キャリアによらず無料通話ができる機能、「スタンプ」と呼ばれる独自の絵文字機能が特徴である。特に「スタンプ」は若者を中心に人気のあるアプリケーションである。

Skypeは、P2P(Peer to Peer)技術を利用したインターネット電話のサービスである。最大25人まで参加可能な電話会議システムやインスタントメッセンジャー、ファイル転送の機能も備えている。

(5)動画共有、ライブ配信

動画共有、ライブ配信は、個人が撮影した動画を投稿したり、共有したり、インターネットとWebカメラを利用することで、手軽に映像のライブ配信を行うことができるサービスである。

代表的なサービスは、YouTube, LLCが提供しているYouTube[20]、株式会社ドワンゴが提供しているニコニコ動画[21]がある。

YouTube(ユーチューブ)とは、インターネット上で動画共有サービスを提供している世界最大の動画共有サービスであり、音声付きの動画を自由に投稿・閲覧することができる。無料会員登録制であるが、会員登録しなくても動画を観られる便利さがある。

ニコニコ動画とは、インターネット上での動画共有サービスで、音声付きの動画を自由に投稿・閲覧することができるほか、動画に対して投稿されたコメントが、動画上に映画の字幕のように表示されるという特徴がある。動画再生時に、動画を観ているユーザーのコメントが画面上に流れるように表示される。さらに、プレミアム会員になれば、ユーザー自身が生中継(ニコニコ生放送)、高画質で動画を観たりすることができる。

3 ナレッジマネージメント

(1)ナレッジマネージメントとは

ナレッジマネージメントとは、経営資源としての知識に着目した経営の理論と実践のことである。企業内の「知識」や「情報」を蓄積し、経営に役立てる理論である。個人に蓄積されるノウハウである「暗黙知」とマニュアルなどの形式が整えられた情報である「形式知」を統合し、企業の資産とすることである。病院においても多職種が連携するチーム医療において、関係者の知恵をいかに出し合うかが重要な課題となっている。

---

[20] YouTube (http://www.youtube.com)
[21] ニコニコ動画 (http://www.nicovideo.jp/)

最近では、医療現場においても先に述べたグループウェア、電子掲示板、電子メールを職員間の知識を共有化するためのツールとして活用することが進んでいる。

ナレッジマネージメントでは、データ、情報、知識、知恵というすべてのレベルの和を対象とする。信号・記号の羅列をデータで分析することによって抽出される断片的な意味が情報、行為につながる価値のある情報体制が知識、実行されて有効だとわかった知識の中でも、特に時間の試練に耐えて生き残った知識が知恵である。

(2) 暗黙知と形式知

知識には、暗黙知と形式知があることはすでに述べた。暗黙知は、経験や勘に基づく知識であり、言葉や文章などで表現することが難しい。すなわち、暗黙知は人が持っている知識の中で言葉に表すことができなくて、それぞれの人が持っているノウハウ的な知識のことである。

一方、形式知とは、暗黙知に対する言葉で、言葉などで表現して共有できる知識のことである。暗黙的な知識ではなく、マニュアル化された形式化された知識のことである。

たとえば、自転車の乗り方は、何度も転びながら覚える。乗り方は一度覚えると忘れることはないが、人に言葉で説明することは難しい。これに対して、自転車に乗るときの法規は文書化されており人に説明することはできる。自転車の乗り方が暗黙知であり、法規は形式知である[22]。

(3) 知識創造プロセス

知識創造プロセスは、暗黙知と形式知が相互変換しながら組織内で共有され、新しい知識として創造されるプロセスである。この知識創造のプロセスをモデル化したものがSECIモデルである(図1-5)。SECIとは、共同化(Socialization)、表出化(Externalization)、連結化(Combination)、内面化(Internalization)の4つのプロセスを表している[23]。

- 共同化とは、同じ空間や組織内での体験を組織内の個人や小グループで、お互いの思いを共有する暗黙知として創造することである。
- 表出化とは、組織内の個人や小グループが共有する暗黙知から明示的なコンセプトである形式知として創造することである。
- 連結化とは、既存の形式知同士を組み合わせ、それを基に体系的に新たな知識を創造することである。
- 内面化とは、体系的な形式知を体験することで、新たに創造された知識を組織に広めて、新たな暗黙知として身に付けることである。

---

[22] 武藤明則『経営情報システム教科書』同文舘出版、pp.118-119、2014年
[23] 医療経営教育協議会編『医療マネジメント』日経メディカル開発、pp.178-180、2008年

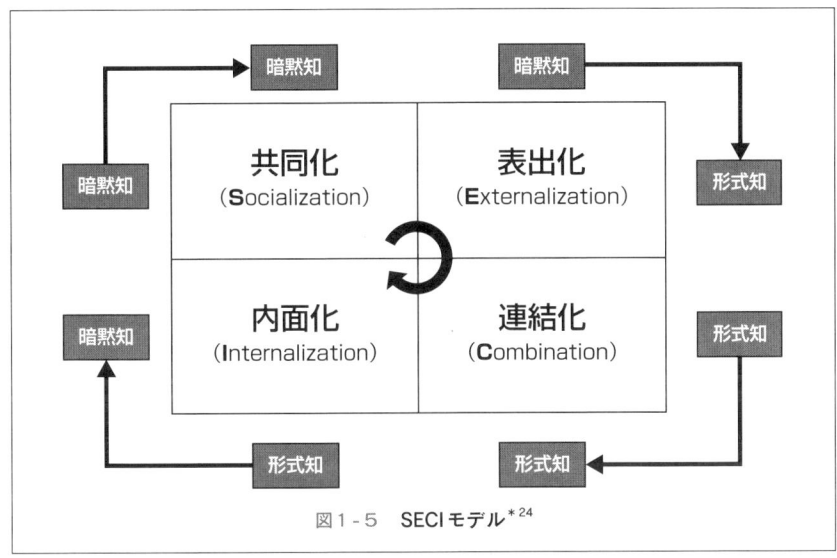

図1-5　SECIモデル[*24]

　知識創造プロセスで大切なことは、知識を職員内での「共有」できるシステムと、人と人とが集まってお互いに交流する中で新しい知識を創造する「場」のシステムを作ることである。「共有」の「場」のシステムとして、先に述べたグループウェアを導入する医療機関もある。さらに、最近はインターネットやスマートフォンの普及によりSNSなど新しい技術やサービスを導入して活用する医療機関もある。

参考文献

白髪昌世監修・編『病院管理』メディカルエデュケーション、2008年

野中博監修『医療秘書』メディカルエデュケーション、2006年

医療経営教育協議会編『医療マネジメント』日経メディカル開発、2008年

武藤明則『経営情報システム教科書』同文舘出版、2014年

木村憲洋『病院の仕組み／各種団体、学会の成り立ち』（「医療経営士」初級テキスト4）日本医療企画、2013年

冨田健司『組織管理／組織改革』（「医療経営士」中級テキスト一般講座5）日本医療企画、2010年

木村憲洋『病院は、めんどくさい』光文社、2012年

平田二朗『医療経営コンサルタントが紐解く病院経営のしくみ』マイナビ、2014年

大嶋淳俊『eビジネス＆マーケティングの教科書』学文社、2014年

大石佳能子監修『病院経営の教科書』日本医事新報社、2015年

[*24]　医療経営教育協議会「医療マネジメント」企画編集委員会編『医療マネジメント』日経メディカル開発、2008年のp.179の図2 SECI、武藤明則『経営情報システム教科書』同文舘出版、2014年のp.119の図表11-3を参考に作成

第2章
職場の改善活動チーム

1. 職場の小集団活動
2. QCサークル
3. QCストーリー
4. QC7つ道具
5. 新QC7つ道具
6. 小集団活動による職場の活性化
7. 職場の活動と行動

職場の小集団活動

1　小集団活動とは

　小集団活動とは、企業や医療機関などの組織において、少数の従業員がグループを結成し、そのグループ単位で、職場内の改善活動などを自主的なグループとして、共同活動を行うことを目的にしている。

　小集団活動には、QC（Quality Control）サークル活動、自主研活動、JK活動（自主管理活動）、ZD（Zero Defects：無欠陥）運動、TQM活動（Total Quality Management）などがある。後で述べる「QCサークル」や「ZD運動」、「TQC活動」においても、従業員の自主性や人間性の尊重がうたわれている。JK活動では、「個人個人のための活動である」「自分の仕事については、自分で計画し、自分で実施し、自分で評価する」という側面がより明確となる特徴がある。

2　JK活動（自主管理活動）

　自主管理活動とは、現場作業者を対象とした小集団活動を総称する名称であり、1969（昭和44）年に日本鉄鋼連盟のなかに「自主管理活動委員会」が設置されたのが始まりである[1]。この活動は、「従業員の自主性にもとづく活動である」ということに力点が置かれていることから、JK活動（自主管理活動）と呼ばれる。

3　ZD運動（無欠陥運動）

　ZD運動とは、無欠陥運動または無欠点運動と呼ばれる社内運動のことである。企業において、社員一人ひとりに自発的な意識を持たせ、製品の品質向上や良好なサービスの提供およびコストの削減や納期の厳守などを達成することを目標とした経営効率化運動の1つである。

---

[1]　一般社団法人日本鉄鋼連盟（http://www.jisf.or.jp/）

4　TQM活動

　TQM活動とは、全社的(総合的)品質経営のことである。企業において、従業員が製品の質の向上だけでなく経営的課題に対しても組織的に努力することである。医療現場では、全員・全体(Total)で、医療・サービスの質(Quality)を、継続的に向上させることである。TQM活動は、お客さまを大切にするための体系的、科学的なTQC活動(Total Quality Control：総合的品質管理活動)を発展させた活動である。

　TQM活動では、経営トップの品質方針を全社員で展開していくトップダウンの活動のほかに、職場で生じる問題を同じ職場の人たちが集まって問題を解決する小集団活動があり、次項で述べるQCサークルと呼ばれる活動がある。TQM活動はQCサークルとは別の組織内活動で、必要に応じてプロジェクトチームを編成して改善活動を取り組む場合もある[2]。

　QCサークル活動は、職場におけるそれぞれの部署の数人でグループをつくり、テーマを持って職場内の問題を改善する活動である。QCサークルについては別項を設けて解説する。

　TQM活動として、以下の特徴が掲げられている[3]。
①経営指導者による全部門、全員参加のQC活動
②経営における品質優先の徹底
③方針の展開とその管理
④QCの診断とその活用
⑤企画・開発から販売・サービスに至る品質保証活動
⑥QCサークル活動
⑦QC教育・訓練
⑧QC手法の開発・活用
⑨製造業からの他業種への拡大
⑩QCの全国的推進活動

　TQMの実際の活動には、後で述べる「QCストーリー」と呼ばれる手法を用い、医療の質の向上や医療のサービスの向上を目指す活動である。

　お客さま、患者さまが満足する品質のサービスを実現するためには、医療スタッフ、事務スタッフなどあらゆる職種の人たち、全組織が協力し合い取り組む必要がある。

---

[2]　岡田貞夫、林勝昭『トコトンやさしい品質改善の本』日刊工業新聞社、2011年、pp.148-149
[3]　細谷克也編『なるほど・ザ・QCサークルマニュアル改訂第2版』日科技連出版社、pp.16-18、2006年

2 QCサークル

1 QCサークルの基本理念

　QCサークルの活動理念は、「人間の能力を発揮し、無限の可能性を引き出す。人間性を尊重して、生きがいのある明るい職場をつくる。企業の体質改善・発展に寄与する」と定義されている[*4]。

　QCサークル活動は、第一線の職場で働く人々が小グループをつくって、製品・サービス・仕事の職場の問題を自主的に解決していくことにより、自己啓発・相互啓発を図り、サークルメンバー全員の能力を高め、明るく活力に満ちた職場づくりを行おうとするものである。グループで行うこと、自主的な運営であることが特徴である。QCサークル活動では1つのテーマが完了すると活動を終えるというものではなく、引き続き別のテーマに取り組み、半永久的に活動を行っていく。

　その基本理念において、QCサークル活動に関わる人々に対し以下のような方向に進むことが期待されている。

　①企業や医療機関の体質改善・発展に寄与する
　②人間の能力を発揮し、無限大の可能性を引き出す
　③人間性を尊重して、働きがいのある、生きがいのある明るい職場をつくる

　QCサークルの取り組むべきテーマは、自主的に決め、上司の承認を受けて活動を開始する。テーマの選定や目標設定にあたっては上司とよく話し合い決定することが重要となる。QCサークル活動を通じて、職員に一人ひとりの能力の発揮と向上の場を与え、生きがいのある明るく楽しい職場づくりを目指している。

2 QCサークルとは

　QCサークルとは、企業において「第一線の職場で働く人々が、継続的に製品・サービス・仕事などの質の管理・改善を行う小グループである」と定義されている[*5]。

　企業は、お客様に満足していただける製品やサービスを提供することを目的とし、この

[*4] QCサークル本部編『QCサークルの基本』日科技連出版社、pp.1-7、2014年
[*5] QCサークル本部編『QCサークルの基本』日科技連出版社、pp.8-16、2014年

目的を達成するために組織をつくり、それぞれの役割を分担して活動している。ここで述べられている企業とは、民間の一般企業だけではなく、官庁、地方自治体、団体、病院、学校なども含めている[*6]。

　第一線の職場とは、それぞれの部門組織の実務を担当する職場である。医療現場では、医療スタッフや事務スタッフなどさまざまな分野の専門家が仕事に従事している。

　医療スタッフ(医療職)においては、国家資格だけでも医師、歯科医師、薬剤師、看護師、助産師、管理栄養士、臨床検査技師、診療放射線技師、臨床工学技士、歯科衛生士、理学療法士、作業療法士、義肢装具士、歯科技工士、救急救命士、言語聴覚士、視能訓練士など多くの職種が存在している。

　医療事務スタッフの仕事は、受付、会計、レセプト業務、入院患者対応、秘書業務などである。さらに、医療経営スタッフ(マネージメントスタッフ)としては、一般企業と同じようにマネジメントの仕事を行う。人事課、経理課、庶務課、総務課、施設課、用度課などの仕事も組織を円滑に運営していくうえで重要である。

3　QCサークル活動

　QCサークル活動とは、「この小グループは、運営を自主的に行い、QCの考え方・手法などを活用し、創造性を発揮し、自己啓発・相互啓発を図り、活動を進める」と定義されている[*7]。

　QCサークル活動は、第一線の職場で働く人々がQCサークルを結成し、率直に話し合い、お互いに良く理解し合い、協力し合って、チームワークによって物事を進めることを前提としている。すなわち、グループで進める活動であり、職場で働く人たちが自主的に運営する活動である。QCサークルでは、サークルのメンバーが相互に話し合って活動テーマを1つ決めて、自主的に活動を行い、完了すると、次に別のテーマを選定し、取り組みを行う。

　たとえば医療施設においては、看護師、医療スタッフ、事務職員等の職員がQCサークルチームをつくり、身近な改善テーマに取り組むといった活動が行われる。しかしながら、必ずしも同じ職場でチームを組む必要はないが、改善活動のミーティングに気軽に集まれるような身近なメンバーで構成することも大切である。

　医療施設におけるQCサークルの狙いは、大きな改善ではなくて、むしろ全員参加の風土をつくり、改善手法や考え方の習得など、職員の意識を主眼に置くことが大切である。看護部門の場合であれば、管理者層が改善方法や考え方の教育、チームの編成、テーマの

[*6]　QCサークル本部編『QCサークルの基本』日科技連出版社、pp.8-16、2014年
[*7]　QCサークル本部編『QCサークルの基本』日科技連出版社、p.17、2014年
[*8]　飯塚悦功、水流聡子『医療品質経営』(「医療経営士」上級テキスト第6巻)日本医療企画、p.96、2010年

第2章 職場の改善活動チーム

決定、活動のスケジュールなどについて適切なアドバイスを行い、積極的な関与が必要である。QCサークルで取り上げるテーマもコスト削減、ミスを減らす、接遇方法を改善するなど質の向上に関わる身近なものがよい[8]。

一般に医療施設においては、他職種の人々がQCサークルチームを組んで活動することは可能であるが難しいとされている。医療施設では、医療スタッフ、事務スタッフ、医療経営スタッフ(マネージメントスタッフ)などいくつかの部門をまたぐ改善活動も必要であるが、身近なという観点からはQCサークル活動で取り組むというよりは、TQM活動やプロジェクト活動などで実施することが多い。

4 QCサークル活動の進め方

QCサークル活動は、第一線の職場で働く人たちがQCサークルを結成して、お互いに協力してチームワークで進めるものである。QCサークルの結成と登録を行い、QCサークル名とメンバーを決定することから始める[9]。

まず、QCサークル活動を始めるには、チームを編成することから始める。基本的なチームの構成は、同じ職場内のメンバー5人から10人程度で構成し、リーダーとメンバーが基本となる。サークルメンバーが多くなればサブ・サークルに分けることも必要である。メンバーの構成方法としては、職場単位、職種単位など仕事が同じメンバー、コンベアーラインの流れ作業が同じメンバー、同じ職場で仕事が異なるメンバーなどの編成がある[10]。

QCサークルのチーム編成後は、職場の問題について以下のような活動の流れで進めていく[11]。

①テーマの選定
②活動計画の作成
③管理・改善活動
④活動結果のまとめと発表
⑤自己評価(活動のチェック)
⑥社外活動への参加

QCサークルの活動の基本的な進め方である。この活動を継続的に繰り返すことでメンバー一人ひとりが成長し、QCサークルの基本的理念を実現する。

---

[9] QCサークル本部編『QCサークル運用の基本』日科技連出版社、pp.64-67、2013年
[10] なるほど・ザ・QCサークル編集委員会編『なるほど・ザ・QCサークル』日科技連出版社、pp.18-23、2007年
[11] QCサークル本部編『QCサークル運用の基本』日科技連出版社、pp.64-67、2013年

3 QCストーリー

　問題解決とは、問題を起こしている要因を見つけ、その原因を潰す対策を考えて実施し、同様の現象が発生しなくなるようにすることである。問題解決の基本プロセスは、問題の設定、原因の分析、対策の立案である。さらに、問題を解決していくための手順となる8つのステップをQCストーリーと呼ぶ。QCストーリーとは問題解決の基本ステップのことで、主にQC7つ道具を用いて改善を行う。

1 問題解決とは

　問題とはあるべき姿と現実とのギャップである。問題解決とは、問題を起こしている原因を見つけてその原因を潰す対策を考えて実施することで、その原因が発生しないようにすることである。問題解決を進めるためには、問題の把握、問題の追及、解決策の立案の3つのステップが必要である。
　QCサークル活動の問題を解決するための手順がQCストーリーである。QCストーリー手順に沿って問題解決を進める。問題解決のために収集したデータや情報は、QC7つ道具、新QC7つ道具、統計的手法を用いて分析する。

2 QCストーリー

　すでに述べたように、QCストーリーとは、QC的問題解決のための手順である。問題解決の基本プロセスは、問題の選定、原因の分析、対策立案である。QCストーリーは、以下の8つのステップに細かく分けて手順化したものである。QCストーリーは、問題解決の手順として利用されるだけではなく、改善活動を報告するための手順としても利用される。図2-1にQCストーリーの手順を示す。

(1) ステップ1……テーマの選定

　問題を把握して、改善活動に取り組むテーマを決める。テーマ選定とは、現場に発生している不具合やトラブルなどの問題を洗い出し、その問題の評価を行い、重要な問題を取り上げる。テーマは、上司から与えられるケースと、自分たちで選ぶ場合がある。自分た

第2章 職場の改善活動チーム

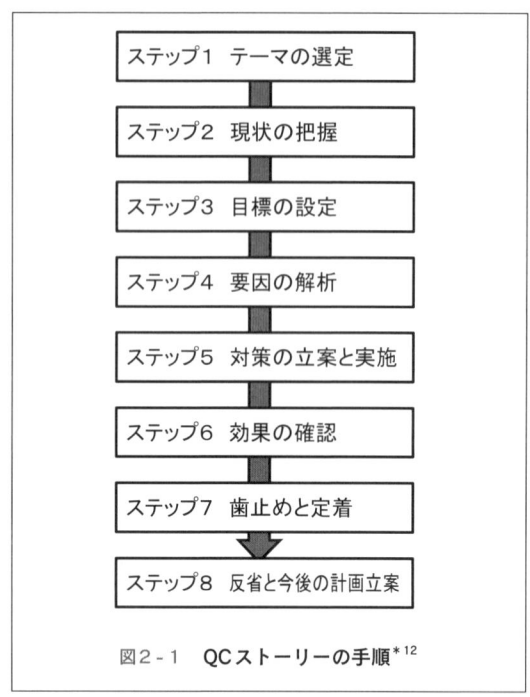

図2-1 QCストーリーの手順[*12]

ちで選ぶ場合は、小集団活動のグループの業務の中で困っている課題を選ぶ必要がある。

(2) ステップ2……現状の把握

テーマに関する現在の状況を把握する。現状把握とは、鳥の目で森を見渡し、取り組む問題の重要な問題点を抽出することが必要である。テーマ選定の次には、テーマに関する現状を把握する。

(3) ステップ3……目標の設定

現状をどこまで良くするか、改善目標を決定する。現状把握でわかった問題(悪さ)の加減の中から、目標を設定する。ステップ8を終えたときに、設定した目標に達したかどうかで判断する。したがって、目標は具体的な数値で示すことが望ましい。目標の設定には、目標項目、達成基準、達成期限の3つを明確にする必要がある。

(4) ステップ4……要因の解析

問題(悪さ)を引き起こしている原因を追究する。要因の解析とは、問題の原因を追及し、本当の原因を特定することである。QCストーリーの中で、最も重要視されるステップで

[*12] 内田治『ビジュアル品質管理の基本第4版』日本経済新聞社、p.77、2010年のQCストーリー手順の図、QCサークル本部編『QCサークルの基本』日科技連出版社、pp.32、2014年の図3.3問題解決の手順を参考にして作成。

ある。原因を正確に特定して、早期に対策を打つことが問題の再発防止に欠かせない。要因の解析には、①原因候補の洗い出し、②原因候補の絞り込み、③真の原因の確認の3つのステップがある。

(5) ステップ5……対策の立案と実施

原因に対する対策案を考え、実行する。特定された主要因を解消する対策をさまざまな角度から考え、評価し、最適案を立案する。対策には、応急処置、恒久処置がある。

(6) ステップ6……効果の確認

対策の効果を確認する。対策を実施した場合、その効果の確認を行う。効果の有無は最終的には、目標を達成できたかどうかで判断する。また、実施した対策が、別の問題を引き起こすことがないかの確認も行う。

(7) ステップ7……歯止めと定着

効果の確認後、効果のあった対策案を標準化し、再発防止を行うと同時に、定着を図る。効果の確認ができたら、今後はその評価が永続するように維持管理をして、再発防止に努めなければならない。維持管理のためには、効果のあった対策を標準として定め、遵守することが重要である。

(8) ステップ8……反省と今後の計画立案

QCサークル発表会での発表を行う。さらに、未解決の問題を整理し、今後の計画を立てる。新たなテーマを見つけ出しステップ1に戻り活動を繰り返す。
QCストーリーは現場の問題解決のみならず、いろいろな問題解決の場で恒久処置を取ることのできる基本的な手順として有効に活用できる。QCストーリーには先に述べた問題解決型以外にも課題達成型と呼ばれるものもある。以下で課題達成型QCストーリーについて概略を述べる。

3　課題達成型QCストーリー

職場には、これからこのようにしたいという課題には、「新規業務への対応」「現状打破」「魅力的品質の向上の創造」の3つのタイプである[13]。
このような課題達成型QCストーリーは、悪い結果が発生しているのではなく、より高いレベルの目標を達成したいというテーマや対策案が問題解決のカギを握るようなテーマ

---

[13]　QCサークル本部編『QCサークルの基本』日科技連出版社、pp.32-33、2014年

において利用するストーリーである。課題達成型のQCストーリーが、通常型の問題解決型のQCストーリーと大きく異なる点は、「要因の解析」というステップが散在しないということである。これは、原因指向型の問題を対象にしていないからである。図2-2に課題達成型QCストーリーの手順を示す。課題達成型QCストーリーでは、方針の立案と最適策の追求に重点をおき、方策とは目的を達成するための手段である[14]。

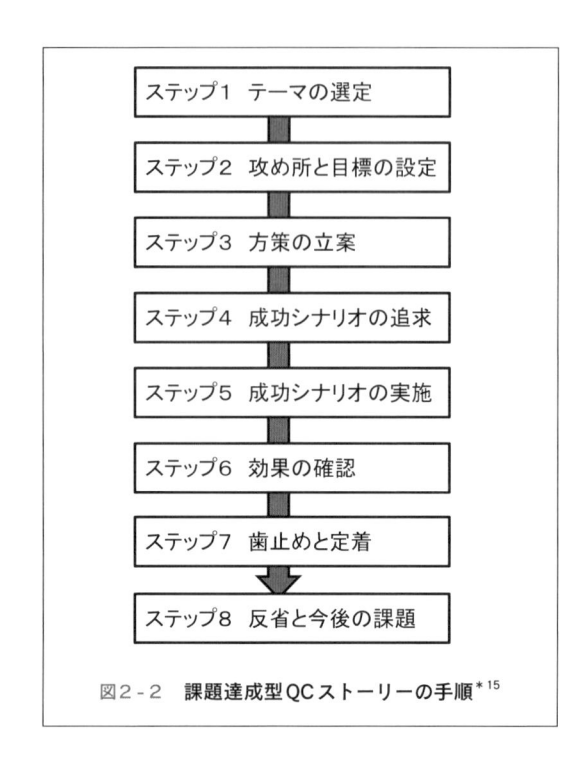

```
ステップ1  テーマの選定
ステップ2  攻め所と目標の設定
ステップ3  方策の立案
ステップ4  成功シナリオの追求
ステップ5  成功シナリオの実施
ステップ6  効果の確認
ステップ7  歯止めと定着
ステップ8  反省と今後の課題
```

図2-2　課題達成型QCストーリーの手順[15]

---

[14]　内田治『ビジュアル品質管理の基本第4版』日本経済新聞社、p.40、2010年
[15]　内田治『ビジュアル品質管理の基本第4版』日本経済新聞社、p.77、2010年の課題達成型QCストーリーの図、QCサークル本部編『QCサークルの基本』日科技連出版社、pp.32、2014年の図3.4課題達成の手順を参考にして作成。

… QCストーリー ❸／QC 7つ道具 ❹

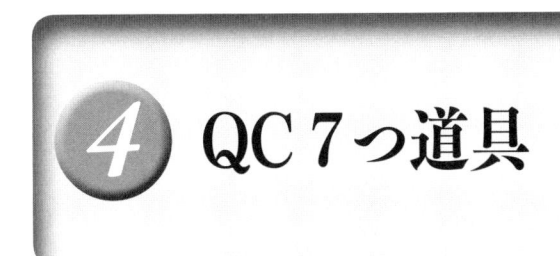

❹ QC 7つ道具

　QC活動では、データを収集し、そこから得られる情報に基づいて対処するということが頻繁に行われる。主に数値データの解析用に整理されたものをQC 7つ道具と呼んでいる。

　QC 7つ道具には、特性要因図、パレート図、チェックシート、ヒストグラム、散布図、グラフ、管理図である。表2-1にQC 7つ道具の種類と特徴を示す。テキストによっては層別を含めた8つを7つ道具として扱うものもある。

表2-1　QC 7つ道具

種類	特徴
特性要因図	原因と結果の関係を整理する手法
パレート図	重要な問題や原因が何かを知る手法
チェックシート	データを整理し、不具合の出現状況を把握する手法
ヒストグラム	データのばらつき具合を捉える手法
散布図	対になったデータ間の関係をつかむための手法
グラフ	数値データを図表で表しわかりやすくする手法
管理図	工程の状況が正常か、異常かを客観的に判断する手法

筆者作成

1　特性要因図

　特性要因図（図2-3）は原因候補を整理する。不具合が発生したときに、その原因として候補がいくつも想定できる場合、それらの原因候補が一覧できるように整理すると、原因の究明が効率よく進む。原因候補を系統的に整理し図示する。

2　パレート図

　パレート図（図2-4）は、どこが重要なのかを探す場合に作成する。重要な問題から先

図2-3　特性要因図（筆者作成）

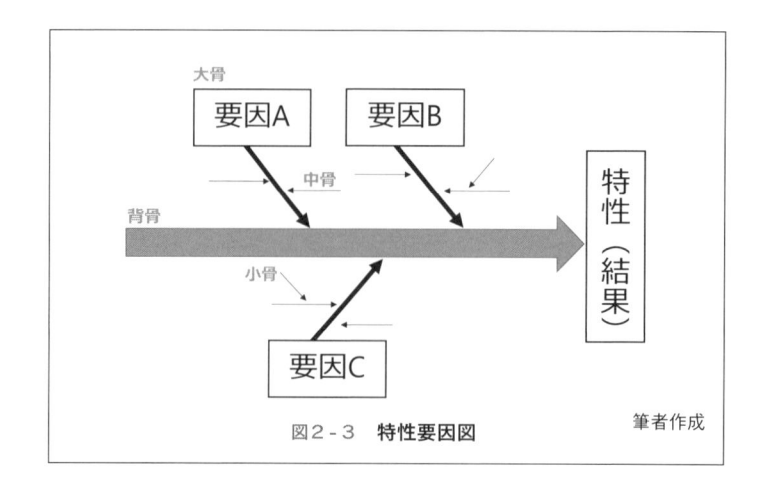

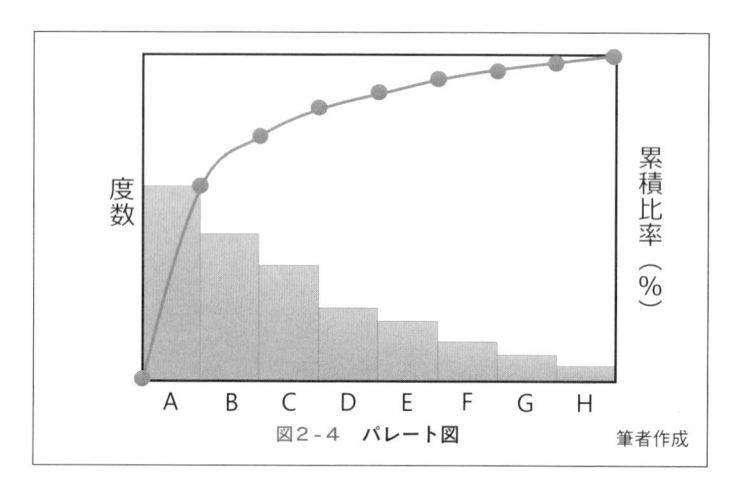

図2-4　パレート図（筆者作成）

に取り上げ、多くの原因の中より結果に対する影響度の高いものから対策を打っていくことを「重点指向」という。

　棒グラフと折れ線グラフを組み合わせた複合グラフで、重要な問題を発見するのに役に立つ図である。パレート図を作成する時は、不適合(不良)数や損失金額の項目を大きい順に左から順に並べる。その他の項目は右の最後にする。

3　チェックシート

　チェックシート(図2-5)は、データの収集や点検の道具である。仕事を確実に進めるためには作業の点検が必要である。仕事に着手する前に、必要なものが準備できているかといった確認作業行為である。この点検を見落としなく行うために役立つ道具がチェックシートである。
　チェックシートには、点検用と記録用の2つの使い方がある。点検用シートは、点検す

べき項目の抜け落ちを防止するのに役に立つシートである。また、記録用チェックシートは、問題の解決などで必要となるデータを収集するときに利用するシートである。

4 ヒストグラム

ヒストグラム（図2-6）は、データの分布状況を把握する道具である。品質の状況を調べるためには、データを収集、整理して、ばらつきを読み取る必要がある。最も基本的な方法は、どんなデータが何個あったかという整理の仕方である。この結果をグラフで示したのがヒストグラムである。

ヒストグラムは、度数分布表の度数を縦軸にとり、横軸に区間を取った棒グラフである。

	項目A	項目B	項目C	項目D	計
1日目	///	//		//	7
2日目	///	///	/	///	10
3日目	//		///	/	6
計	8	5	4	6	46

図2-5　**チェックシート**　　筆者作成

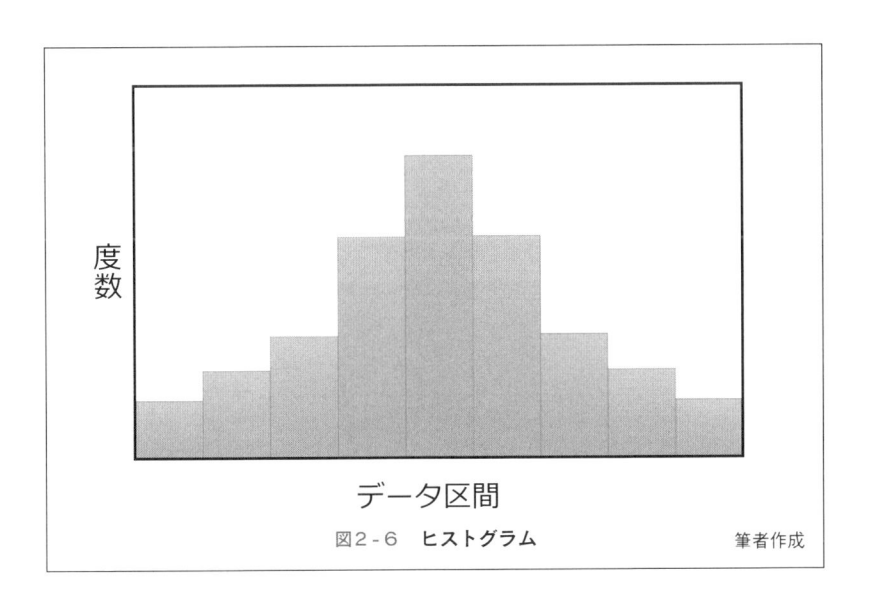

図2-6　**ヒストグラム**　　筆者作成

品質を調べるには、製品に関するデータを収集し、どんな値のデータが多いのか、どの程度の範囲でばらついているのか、といった分布を知ることが必要である。

5 散布図

散布図（図2-7）は、2種類のデータの関係性を把握するときに役立つグラフである。2種類の測定値の関係結果を示すデータに基づき、2つの測定項目の関係を調べるときに用いる。原因を示すデータを横軸に、結果を示すデータを縦軸にとり、横軸と縦軸の長さをほぼ同じにして正方形の中に点が散布するように作成する。

6 グラフ

グラフは、データの特徴を視覚化してわかりやすく示すものである。データ分析における最も基本かつ最も重要な作業がデータのグラフ化である。表2-2に示すように、グラフにはさまざまな種類があり、同じデータであっても複数のグラフを作成すると、グラフ毎に別の情報が得られる（視覚化される）。データを図形化して数値の大きさを比較したり、数値の変化する状態をわかりやすくするために作成する。

表2-2　グラフの種類

種類	特徴
折れ線グラフ	データの推移
棒グラフ	複数項目を比較
円グラフ	全体の内訳
帯グラフ	比率を比較
レーダーチャート	項目間のバランス

筆者作成

7 管理図

管理図（図2-8）は、製造工程の管理・監視に利用する。管理図は、製造工程が安定した状況にあるかどうかを判断するグラフである。安定した状況とは、異常が発生していない状況を示す。管理図によって、工程の状況を示すデータが異常か、正常かを判断することができる。

管理図は、特性値の折れ線グラフに平均値（CL）を中心線として記入し、その上下に標準偏差の3倍の幅をとった管理限界線（UCL、LCL）を記入する。シューハート管理図、3シグマ法管理図と呼ぶこともある。データをばらつかせる原因は、偶然原因と異常原因が

図2-7　散布図　　筆者作成

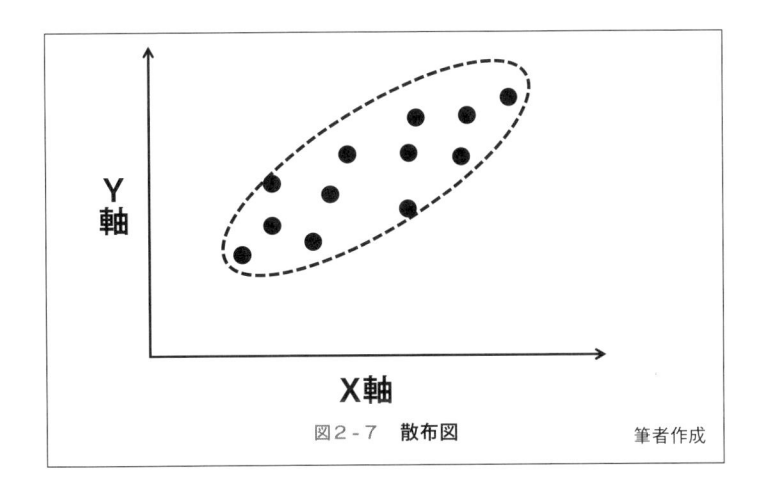

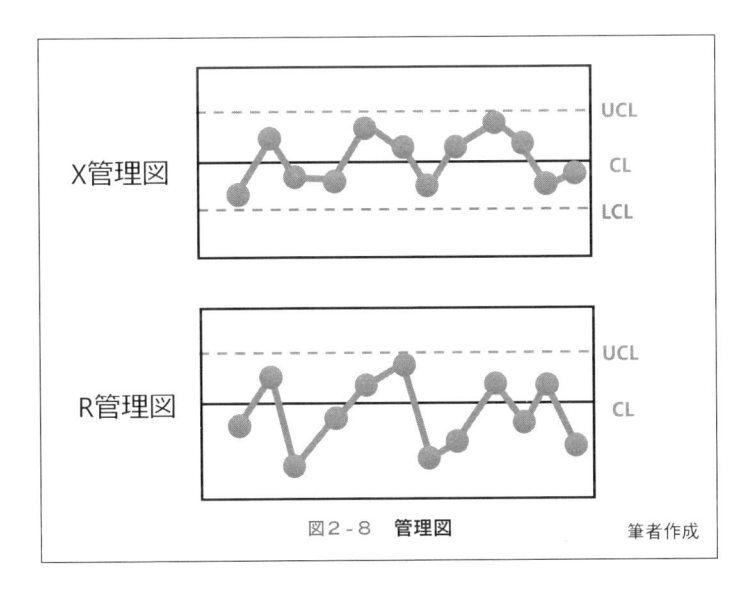

図2-8　管理図　　筆者作成

ある。これを統計的に合理的に把握することができるのが管理図である。

8　層別

　テキストによっては、層別を含めないものを7つ道具として扱うものもある。層別とは、データの共通点や癖で分けることをいう。層別することで着眼点が明らかになる。データをその特徴から共通点などに着目してさまざまなグループに分ける。データの特徴とは、データがとられた履歴、たとえばいつ、誰が、どこで、どのような方法で取得したかなどである。
　層別する場合には、製品・工程の技術的知識はもちろんのこと、特性要因図などを作成して原因を抽出し、層別の手かがりとする。

5 新QC7つ道具

新QC7つ道具は、親和図法、連関図法、系統図法、マトリックス図法、マトリックス・データ解析法、アロー・ダイヤグラム法（PERT図）、PDPC法の7つの手法がある。表2-3に新QC7つ道具の種類と特徴を示す。これらの手法は主として言語データを分析する道具である。

表2-3 新QC7つ道具

手法	特徴
親和図法	意見や主張などの言語データを、それらのデータの親和性によって整理する手法
連関図法	複数で複雑な因果関係のある事象について、それらの関係を論理的に矢印でつないで整理する手法
系統図法	目的や目標を達成するために必要な手法や方策を、系統的に展開して整理する手法
マトリックス図法	行と列に配列された対となる要素間の関連性に着目し、問題の所在・形態の探索や問題解決の着眼点を知る手法
マトリックス・データ解析法	数値化できるマトリックス図の場合に、その数値を加工し解析して見通しをよくして問題解決に至る手法
アロー・ダイヤグラム法	最適な日程計画を立てる、効率よく進捗を管理するための手法
PDPC法	進捗過程で事前に考えられる問題を予測し、その進捗を望ましい方向に導く手法

筆者作成

1 親和図法

親和図法（図2-9）は、さまざまな言語データを統合する。製品に対する意見や発想などの多くは、数値ではなく、一般的に話される言葉である。これらの多数の言語における言語データを統合し、集約するのに適した手法が親和図法である。親和図法は、テーマの発見や問題点の整理、顧客の要求品質の把握に使われる手法である。言語データには、事実のデータ、推定データ、発想データ、意見データなどがある。

2　連関図法

連関図法（図2-10）は、複数に絡み合った問題の原因を追究するのに適した手法である。問題とその原因、および原因同士を矢印で結んで因果関係を示す。改善すべき重要原因や抜本原因の絞り込みに使う。QCストーリーにおける「要因の解析」でよく使われる手法で、原因追究の道具である。

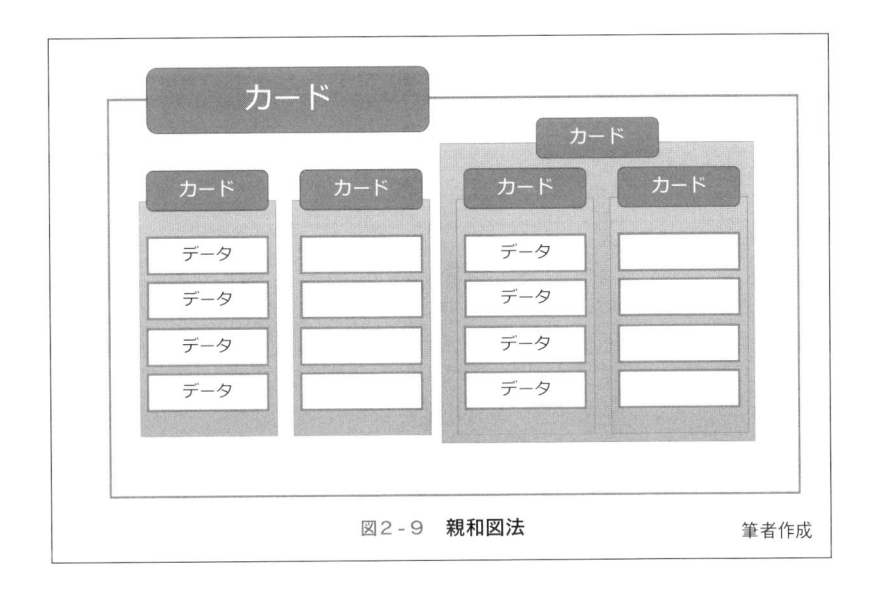

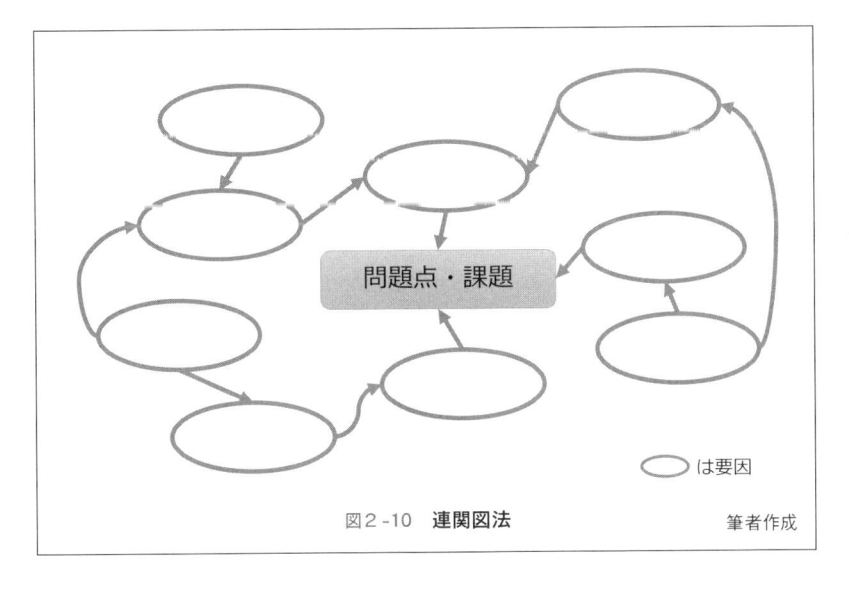

図2-9　親和図法　筆者作成

図2-10　連関図法　筆者作成

3　系統図法

系統図法（図2-11）は、方策の立案に役立つ道具である。目標をどのように達成するのか、すなわち方策を順序立てて決めるために何をすべきか、アイデアを創造する力が必要である。

4　マトリックス図法

マトリックス図法（図2-12）は、複数の事象の対応関係を整理するのに使う。複数の問題と原因の対応関係を整理するには二次元的に整理する必要がある。複雑な事情間の対応関係を整理するのに役立つ図法である。

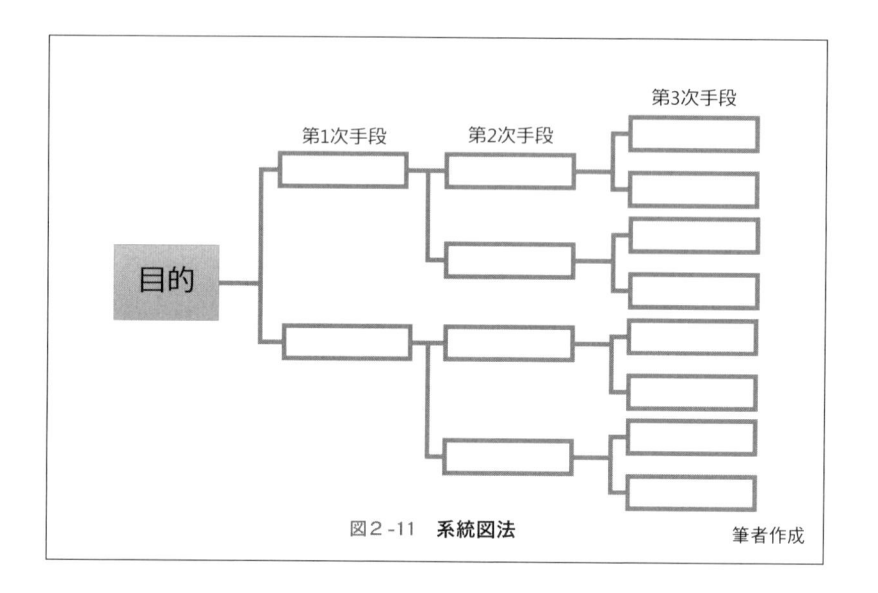

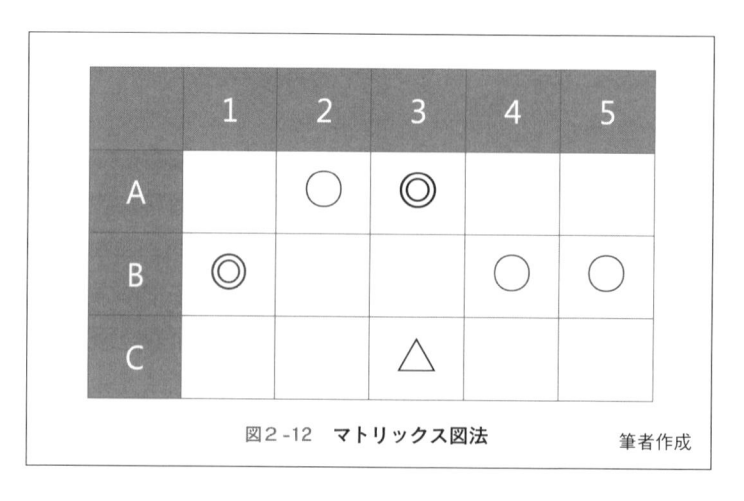

図2-11　系統図法　　筆者作成

	1	2	3	4	5
A		○	◎		
B	◎			○	○
C			△		

図2-12　マトリックス図法　　筆者作成

5　マトリックス・データ解析法

マトリックス・データ解析法（図2-13）は、新QC7つ道具の中で随一、数値データを扱う手法である。この手法は、統計的方法の1つであり、統計学では主成分分析と呼ばれている。

6　アロー・ダイヤグラム法

アロー・ダイヤグラム法（図2-14）は日程計画の立案に利用する。作業や実施計画項目の最適な日程計画を立案し、効率よく進捗管理を行うのに適した手法である。アロー・ダイヤグラムを使うと、同時に進められる作業や、時間的な余裕の有無が明確になる。

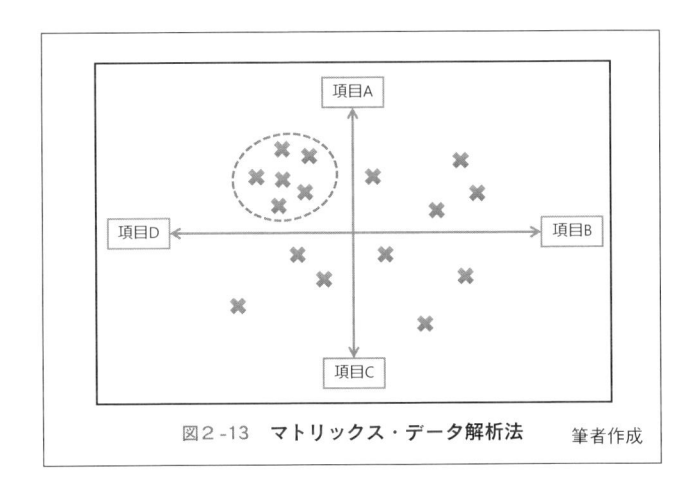

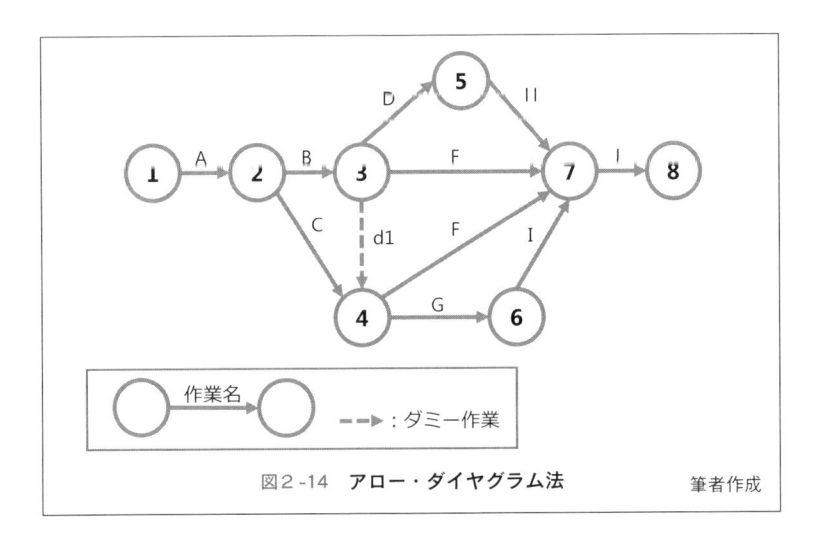

図2-13　マトリックス・データ解析法　　筆者作成

図2-14　アロー・ダイヤグラム法　　筆者作成

7 PDPC法

　PDCAサイクルが実行過程で起こりうる事態を事前に予測しながら、一連の手段を計画的にするための道具であるのに対し、PDPC（Process Decision Program Chart）法（図2-15）は不測の事態に対応するための方法である。ある対策を実行に移すと、その過程でさまざまな障害が発生し、当初の計画通りに進まないことがよく起こる。この課題を解決する手法としてPDPCが考案された。

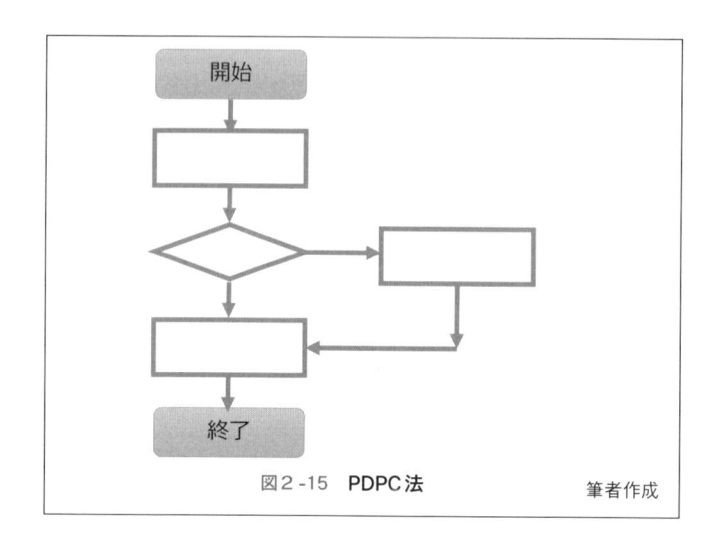

図2-15　PDPC法　　筆者作成

6 小集団活動による職場の活性化

1 QCサークルの目指すもの

　すでに述べたように、QCサークル活動の目指すものは、「この活動は、QCサークルメンバーの能力向上・自己実現、明るく活気に満ちた生きがいのある職場づくり、お客様満足の向上および社会貢献をめざす」と定義されている[16]。

　QCサークル活動を通して、QCサークルのリーダーを中心に、メンバーがお互いに活動することで、自己啓発、相互啓発を通じて、人材育成、職場の活性化なども期待される。QCサークルのメンバーがそれぞれの役割を認識し、能力を発揮できる場を提供すること、メンバーの能力を向上させることも大切である。

2 人間関係の良い職場づくり

　QCサークル活動は、職場で働く人々が、お互いに理解を深め、認め合い、協力し合うことにより、明るい職場をつくることが狙いである。

　QCサークルの活動を通して明るい職場を築いていくには、話し合いに基づく相互理解と信頼関係を築き、さらに目標を共有し、一人ひとりが能力を発揮して、ともに成長し合うことが基本である。一人ひとりの個性を尊重し、お互いに認め合うことは良い人間関係をつくり、職場を活性化させる基本である。

　そのためには、職場のモラール（士気）を高めることが大切である。モラールの高い職場とは、
　①人間関係がよい
　②共通の目標をもち、何をすべきかをよく理解し、その達成に全員が力を発揮している
　③成功体験により、達成感や感動を味わっている
　④リーダーの熱意が感じられる
　などに特徴がある[17]。

---

[16] QCサークル本部編『QCサークルの基本』日科技連出版社、p.40、2014年
[17] QCサークル本部編『QCサークルの基本』日科技連出版社、p.45、2014年

3　QC教育

　QC教育には、社外教育と社内教育の2つの方法があり、この2つをうまく組み合わせて実施する。社外教育には、外部講習会、セミナーなどへの参加することがあげられる。経験豊富な外部の講師から他社の実状が学べ、他の企業の人と勉強ができるので相互啓発が図れるのを特徴としている。

　社内教育には、OJT（On-the-Job Training）とOff-JT（Off the Job Training）がある。OJTとは、「職場内訓練」のことである。従業員が業務を行ううえで必要となる技術や能力を習得する場合、担当する業務についたまま訓練を受けることである。職場の上司や先輩が部下や後輩に対し具体的な仕事を与えて、その仕事を通して、仕事に必要な知識・技術・技能・態度などを意図的・計画的・継続的に指導する。実務を通して全体的な業務処理能力や力量を育成する。

　一方、Off-JTとは、「職場外研修」のことである。従業員に対して、社外での研修への参加による技術や業務遂行上の能力の向上のための訓練を行うことである。たとえば、企業内に存在する研修・人材開発担当の部署が考えた教育のメニューや外部の研修機関が作成したプログラムを受講することによって、職場で必要な技能や知識を習得させることである。

7 職場の活動と行動

1 KY活動

　KY活動（危険予知訓練）は、工事や製造などの作業に従事する作業者が、事故や災害を未然に防ぐことを目的に、その作業に潜む危険（K）を予想（Y）し、指摘をし合う訓練である。職場内の危険を予知することを身に付けることにより安全対策を行うことができる。

2 指差喚呼

　指差喚呼とは、危険予知訓練（KY活動）の一環として、信号、標識、計器、作業対象、安全確認などの目的で指差を行い、その名称と状態を声に出して確認することである。この際、状況などにより手や足も使うこともある。指差呼称ともいう。

3 ほうれんそう

　「ほうれんそう（報・連・相）」とは、「報告」「連絡」「相談」をわかりやすく「ホウレン草」になぞらえて名付けたことばである。仕事の基本として、主にビジネス（職場）において使われる。上司や同僚とのコミュニケーションを密にすることで円滑な業務の運営・推進が可能となる。

4 5S

　5Sとは職場の管理の基盤づくりの活動で、「整理」「整頓」「清掃」「清潔」「しつけ」の頭文字の5つの「S」をとったものである。もともとは製造現場において、安全や品質向上を目的として「整理」「整頓」「清掃」の3つを中心に「3S」活動として取り組まれてきた。その後「清潔」「しつけ」が加えられて「5S（活動）」となり、活用されるようになった。

5　3現主義・5ゲン主義

　3現主義とは、「現場」へ行き、現場にある「現物」が、「現実」の中でどのように動いているか(使われているか)を知ることである。この現場・現物・現実の3点に注目した考え方を3現主義と呼んでいる。さらに、3現主義に「原理」「原則」を加えた5ゲン主義として利用されていることが多い。

6　ヒヤリハット

　ヒヤリハットは、医療現場において危険な目に遭いそうになって、ひやりとしたり、はっとしたりすることをいい、重大な事故に発展したかもしれない出来事、医療事故には至らなくても、場合によっては事故に直結したかもしれないエピソードのことである。間違った医療行為が行われそうになったが未然に気づいて防ぐことができたケースや、行った医療行為に間違いがあったものの患者に被害は及ばなかったケースなどが含まれる。ヒヤリハット事例を収集し、分析して、再発を防ぐ手立てを考え、その情報を共有することが重大事故の防止につながるとされる。

参考文献

内田治『ビジュアル品質管理の基本第4版』日本経済新聞社、2010年

今里健一郎『ポケット図解品質管理の基本がわかる本』秀和システム、2010年

岡田貞夫、林勝昭『トコトンやさしい品質改善の本』日刊工業新聞社、2011年

QCサークル本部編『QCサークルの基本第3版』日科技連出版社、2014年

QCサークル本部編『QCサークル活動運営の基本新版』日科技連出版社、2003年

山田佳明編著『QCサークル活動の基本と進め方』日科技連出版社、2015年

なるほど・ザ・QCサークル編集委員会編『なるほど・ザ・QCサークル』日科技連出版社、2007年

細谷克也編『「なるほど・ザ・QCサークルマニュアル改訂第2版』日科技連出版社、2006年

内田治『ビジュアル品質管理の基本第4版』日本経済新聞社、2010年

今里健一郎『ポケット図解品質管理の基本がわかる本』秀和システム、2010年

岡田貞夫、林勝昭『トコトンやさしい品質改善の本』日刊工業新聞社、2011年

細谷克也編共著『やさしいQC七つ道具　現場力を伸ばすために　リニューアル版』日本規格協会、2009年

今里健一郎『QC七つ道具がよ〜くわかる本』秀和システム、2009年

今里健一郎『新QC七つ道具の使い方がよ〜くわかる本』秀和システム、2015年

飯田修平監修『「医療の質向上」活動の実践』医学芸術社、2003年

飯田修平、永井庸次『医療のTQM七つ道具』日本規格協会、2012年

飯塚悦功、水流聡子『医療品質経営』(「医療経営士」上級テキスト6)日本医療企画、2010年

第3章
病院風土と組織文化

1 風土と文化について
2 医療における風土と文化
3 風土と文化を変革する
4 風土・文化と、各種キーワードとの関係

1 風土と文化について

1 はじめに

　この章では、風土と文化について考える。風土や文化というと、曖昧で目に見えないものという漠然としたイメージを抱くかもしれない。しかし、風土も文化もさまざまな尺度を通じて測定することが出来るし、測れるということは直接間接に「見える」ということである。目に見えて測定できるものは、変革していくことが可能だといえる。

　本テキストは「チーム医療と現場力」に焦点を当てている。その骨格として、主に組織論と経営工学を背景に描かれている。ここでは、チーム、組織、品質、コミュニケーション等についての理解を深めることに資するよう、風土と文化との関わりについて述べたい。一見、つかみ所のなさそうな風土や文化という事柄を、各章の理解を助ける形で、チームや現場を巡るさまざまについての考察と実践に役立つように記述してある。風土や文化それ自体について掘り下げることが本章の目的ではない。風土や文化について一層の知識や考察、技術などを学びたい諸賢は、組織論、産業・組織心理学と組織行動論、社会心理学や社会学、文化人類学などを学習されたい。

　まず「風土」や「文化」という言葉のニュアンスや輪郭をつかむ作業を行いたい。仮に茫漠としたイメージしかもっていなかったとしても、少し整理して言葉に表して考えれば、非常にクリアなイメージが浮き彫りになるはずである。言語は像を結ぶ存在的な道具だ。

2 意味と着眼点

　さて、文化は「カルチャー(culture)」だから、非常に親しみ深い言葉である。いっぽう風土という言葉は、元々は文化人類学で用いられた、国柄や土地の特質を表す言葉として、「クライミット(climate)」という語を使う。これは、風土や時代の風潮のようなものも意味するが、基本的には「気候」(地域の長期間の天候)、つまり天気のことだ。

　気象は複雑で大きな現象のマクロモデルだが、文字どおり空気のように存在し、なおかつ観測ができるという利点と親しみがある。目に見えなくても測れる具体物、内外のさまざまな環境といえる。あの病院の人たちは活発で明るいとか、身近な会話を思い起こせば必ず散見される態度や関係性で表現すると非常に分かりやすい。「うちでは昔から／普通

風土と文化について

は、こういうやり方をしている」とか「あの時の課長の英断は、伝説・神話だ」と語り継がれたりする会話は、いつの時代・どこの組織でもあるものだ。また、言葉には表さないが絶対に守られている支配的な行動規範：不文律（暗黙の了解、黙示的規範）もあるだろう。組織固有の独特な隠語や言葉遣いもある。医療業界ではドイツ語由来の隠語や略語は多い。

組織風土とは、「構成員によって明示的あるいは黙示的に知覚され、構成員の考え方や行動、感情に影響を及ぼすと考えられる一連の特性（規範、価値観等）の集合体」をいう。規範は、組織集団の中で良い悪いにかかわらず、それに準拠して行動している基準ないし申し合わせ事項である。その特徴的な仕組みから、一般的に「氷山」のモデル（図3-1）として紹介されている。見える部分の何倍もの黙示的規範があるという意味だ。

そもそもなぜ、事業や組織について考えるとき、風土や文化を問題にするのか。風土と文化はどのように異なり、また共通しているのか。それは組織の成り立ちを通じて、成果を創出できると経営管理が考えるからである。企業風土や組織文化という語は、経営学の用語法である。ゆえに成果は、考え方にさまざまな違いがあるが、組織的な成員の学習や習熟であったり、業務成績であったり、財務的な利益や利回りであったりする。総じて、すぐれた企業風土や組織文化によってパフォーマンスが上がると考える（図3-2）。組織行動がモチベーションによって変化するという仮説が検証されている。

モチベーション理論[※1]では成員の行動変容は説明しやすいが、組織全体の行動論としての変化の説明は難しいと考えられた。そこでシンボリズム（象徴主義）やコンティンジェ

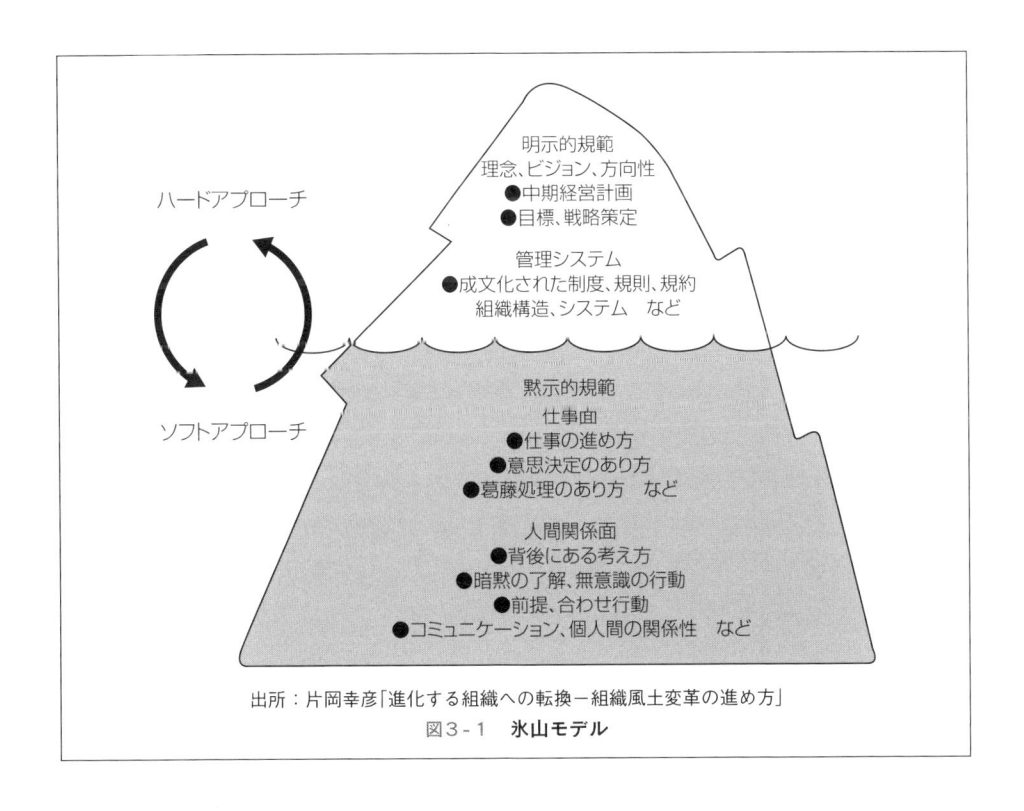

出所：片岡幸彦「進化する組織への転換－組織風土変革の進め方」

図3-1　氷山モデル

第3章 病院風土と組織文化

ンシー理論(特定の環境と特定の組織との間の適合関係を模索する研究)が援用され、「強い文化」論や資源ベースの戦略論が強調される(詳細は後述)。風土や文化を紐解くときに、リーダーシップの概念が介在する。リーダーシップ研究はモチベーション論と関係し、経営文化論と双璧をなす組織論の研究領域だ。各々は緊密に因果関係を構成し合っている。なお、モチベーションは「仕事意欲」と訳す。

ここで「文化」にフォーカスする。極論すれば、風土は環境のようなものだが測定でき、文化は人間や組織が作るものだが測定が難しい。難しい側面はあるが、現象として複雑だというだけで測定できないわけではない。主な「文化の定義」を表3-1に示す。ここでは加護野の「組織構成員によって内面化され共有化された価値、規範、信念のセット」を採用

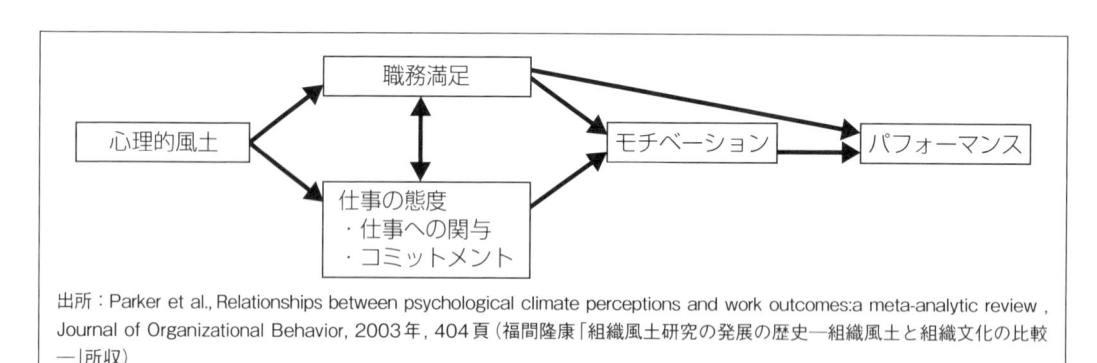

出所:Parker et al., Relationships between psychological climate perceptions and work outcomes:a meta-analytic review, Journal of Organizational Behavior, 2003年, 404頁 [福間隆康「組織風土研究の発展の歴史―組織風土と組織文化の比較―」所収]

図3-2 心理的風土が仕事成果に影響を及ぼす構造モデル

表3-1 様々な論者による文化の定義

論者	定義
Tylor([1958])	知識、信仰、芸術、法、道徳、習慣および社会の一員としての人間によって獲得されたその他一切の能力と習慣を包含する複雑な全体
Malinowski([1944])	道具・消費財・種々の社会集団の憲章・観念や技術・信念・慣習からなる統合的全体
Radcliffe-Brown([1952])	ある一人の人間が他の人々と接触することによって、あるいは書籍や芸術作品のようなものを通して、知識、技術、思想、信仰、趣味、情操を得る過程
Gregory([1983])	明確な生活様式として認識される無数の行動や実践に付随する意味のシステム
Maanen and Barley([1985])	一般的に直面する状況によって引き起こされる特定の問題に対処するために人々の集団によって考案された解決法の集合
加護野([1988])	組織構成員によって内面化され共有化された価値、規範、信念のセット
Kilmann et al([1985])	共同体を結合する共有された哲学、イデオロギー、価値、仮定、信念、期待、態度、規範

出所:櫻田貴通「組織文化の管理可能性―組織文化と組織構造の関係性―」(筆者改変)

*1 モチベーション理論:組織メンバーの欲求や意欲、期待、スキル、人間特性や人間モデル、それらに作用するインセンティブなどを扱う、ミクロ組織論(個々人を扱う社会心理学的な技術体系の集合)の一研究分野。

する。

　文化も風土と同様に、複数の次元に分けられ、従属変数として機能し、独立変数である成果を説明する。従属変数は目的変数、独立変数は説明変数ともいい、物事を関数 $y = f(x)$ としたとき、y が従属変数、x が独立変数である。組織・企業文化研究が骨格として掲げる機能は、文化が成果を複数の面から説明するというダイナミズムである。その様子は、表3-2、表3-3を参照されたい。文化研究の興味深い着眼点は2つある。まず1980年前後の日本的経営論と同期し同根であること、次に組織行動論、組織開発、キャリアデザインと関連して、独自の定式化がなされている点である。

表3-2　グループの進化の段階

段階	主要な前提認識	社会的感情のフォーカス
1．グループの形成	依存「リーダーはわれわれがなすべきことを理解している」	自己指向的：感情面のフォーカスは（a）参画、（b）パワーと影響力、（c）承認と親密、（d）同一化と役割の問題に当てられる。
2．グループの構築	融合「われわれはすぐれたグループだ。お互いを尊重し合っている」	理想の対象としてのグループ：感情面でのフォーカスは、調和、順応、探求、親密に絞られる。メンバー間の差異は尊重されない。
3．グループが稼動	稼動「われわれはお互いを知り、認めているので効果的に仕事が進行できる」	グループのミッションとタスク：感情面のフォーカスは、達成、チームワーク、グループにすぐれた秩序を保つことに力点。メンバー間の差異が尊重される。
4．グループの成熟	成熟「われわれが誰であり、何を望み、どのように実現するかを理解している。これまで成功を続けてきたことはわれわれが正しかったことを証明している」	グループの主体と満足：感情面のフォーカスは、グループとその文化に保全に当てられ、創造的行動やメンバー間の差異は、グループにとって脅威と考えられる。

出所：Schein. E. H.（1985）「Organizational Culture and Leadership: A Dynamic view」（清水紀彦・浜田幸雄訳）, Jossey-Bass, 1989年. 19頁

　この定式化については、図3-3をご覧いただきたい。この関係は、層状モデル（図3-4）にすると分かりやすい。何が文化を構成しているかが判れば、成果を出すためにどう文化を変革すべきかが解る。多くの組織文化研究は、図3-3の定義に沿って測定・説明される。この点について医療分野も例外ではない。風土を文化の顕在化したもの、一部、あるいは表層だとする論は多い。

3　チーム力や現場力との関係

　組織の外形的な定義は、「共通の目的を持つ複数のメンバーが他との境界と凝集性を成

表3-3 文化変革のメカニズム

組織の段階	変革のためのメカニズム
創成と早期の成長期	1. 総体的または具体的な進化を通した漸進的な変革
	2. インサイト（洞察）
	3. 文化に存在するハイブリッド人材の登用
中年期	4. 選ばれたサブカルチャーからのシステム的な昇進
	5. 技術的な誘発
	6. アウトサイダーの注入
成熟と衰退期	7. スキャンダルと神話の崩壊
	8. 人材交代
	9. 合併と買収
	10. 破壊と再生

出所：Schein. E. H. (1985)「Organizational Culture and Leadership: A Dynamic view」(清水紀彦・浜田幸雄訳), Jossey-Bass, 1989年. 19頁

```
┌─────────────────┐
│ 人為的産物と創造      │    見えるが、
│ ・技術              │    しばしば解読できない
│ ・アート            │         ↑
│ ・視聴可能な行動パターン │
└─────────────────┘
       ↑ ↓
┌─────────────────┐
│ 価値                │    より大きな知覚のレベル
│ ・物理的環境でテスト可能 │
│ ・社会的合意のみによって │         ↑
│   テスト可能         │
└─────────────────┘
         ↓
┌─────────────────┐
│ 基本的前提           │   当然視されている
│ ・環境との関係        │   見えない意識以前
│ ・現実、時間、空間の本質 │
│ ・人間性の本質        │
│ ・人間行動の本質      │
│ ・人間の本質         │
└─────────────────┘
```

出所：Schein. E. H. (1985)「Organizational Culture and Leadership: A Dynamic view」(清水紀彦・浜田幸雄訳), Jossey-Bass, 1989年. 19頁

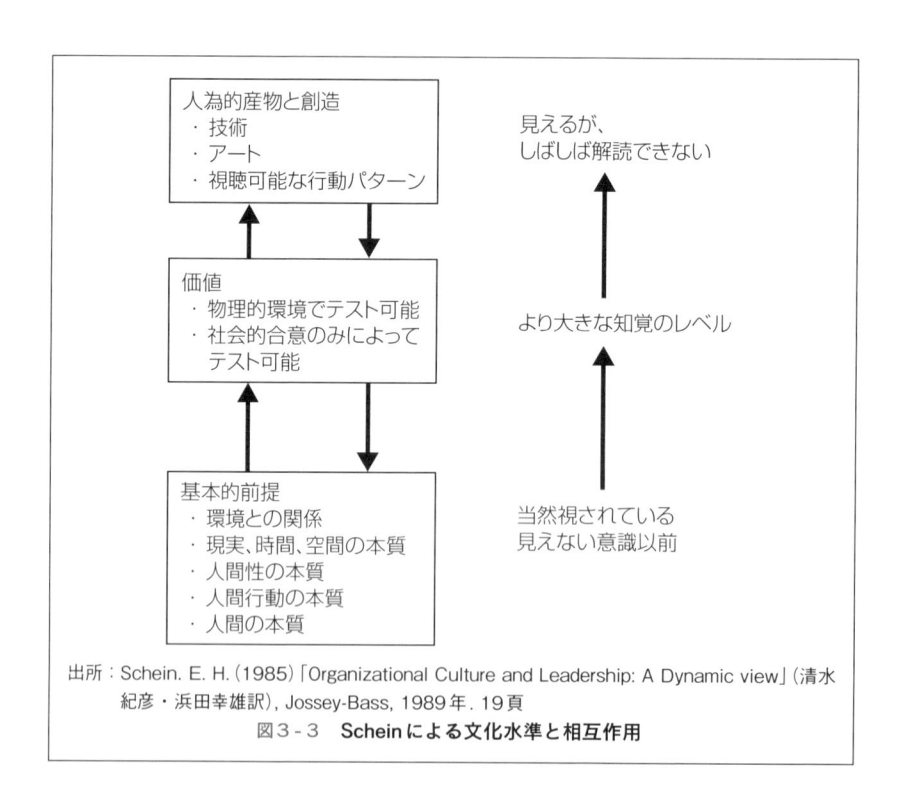

図3-3 Scheinによる文化水準と相互作用

していること」である。凝集性とはメンバーの結束とその密度の度合いを意味し、凝集性が高いほど、組織そのものの拘束力や成果が高い傾向があるといわれる。2人以上であれ

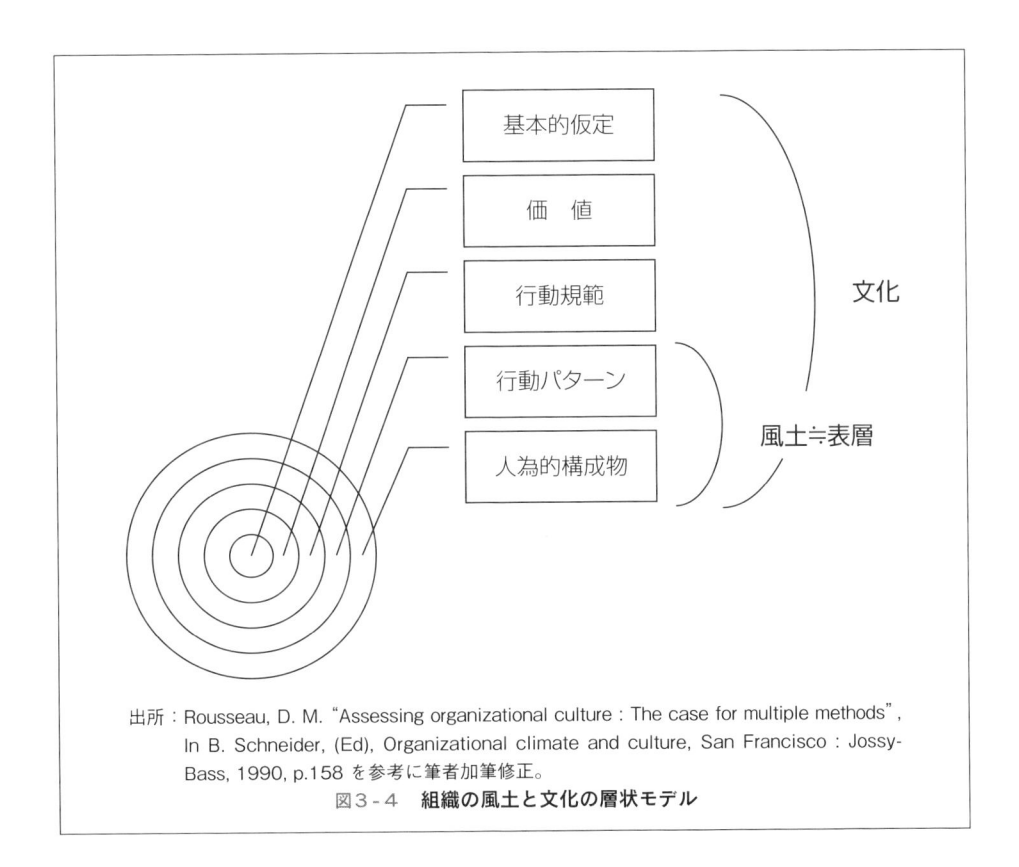

出所：Rousseau, D. M. "Assessing organizational culture : The case for multiple methods", In B. Schneider, (Ed), Organizational climate and culture, San Francisco : Jossy-Bass, 1990, p.158 を参考に筆者加筆修正。
図3-4　組織の風土と文化の層状モデル

ば組織は編成可能であるから、チームという表現は、プロジェクトやタスク・フォースのように、固有の意味をもっている。単なるグループや群衆ではない。語義として矛盾するが、きちんと定義された「チーム・ワーク」が働いている組織がチームとして認識される。「現場」という語も同様で、単に全体に対する部分や、一般に対する特殊を指しているのではない。チームには静的な個から動的な組織への変化といった意味づけが伴うし、その活動性に対して適切なサイズが想定される。現場という場合に、最もその物事に詳しい人々が主体性をもって動いたときの大きな強みが内包されている。現場もまた、適切なサイズのチームの編成と強く関係している。

こういったチームや現場の力は、風土や文化によって醸成されると同時に、風土や文化を造る要因ともなっている。この相互形成の関係を、改革やパフォーマンス向上に活用したい。また文化を測定する尺度は、北居（2011）、林（1996）が詳しい。改革に役立てると面白い。

4　組織（風土や文化）の逆機能

風土や文化は共通の認識を通じて目的達成を効率化するが、一方で深く大きく根差した

文化や風土は、環境変化への適応などを阻害する要因にもなりうる。こうした働きを逆機能と呼ぶ。組織の逆機能のほかにも、市場の逆機能などが有名だが、想定した通念としての順機能に対するメカニズムであるに過ぎないので、組織の風土や文化が特に逆機能の素因となるわけではない。所与の条件として物事を前提し省略することが結果的に成果を阻害しているのである。しかしながら、組織は個々の力を大きく上回るし、事業推進の視点から、逆機能は特筆すべき盲点である。ひとたび形成された風土や文化に抗い、変更を加え、変革していくのは大変な作業であり、それまで組み立ててきた営為を覆すパラダイム転換を伴う可能性すらあるため重視される。

逆機能は具体的に、次のような姿で現れる。変革が成功すると自分の権威が失われるのではないかという恐れ、自分の仕事が増えたり、またなくなったりするのではないかという不安、自分の慣れ親しんでいる仕事の進め方や行動習慣から脱却することへの抵抗、どう変わるのか何をすればよいかについての会社からのコミュニケーション不足による不安、自分だけ会社の施策に踊らされているのではないかという不安、どうせ良い成果なんか出ない・長続きもしないという無関心な態度、根拠のない反抗もしくは逃避、などである。

これに対して、以下のような姿勢で対応する。変革メンバーは、是が非でも変革していくという強い意思をもつ、変革の理由、背景、意味を再度詳しく伝え、メンバーにとっての意義を再確認する、変わることのほうが自分たちにとって得だということを訴え続ける、変革の理念に共鳴する人を草の根的に増やしていく、変革の推進メンバーは変革の語り部となっていく、できる人がイキイキする会社にしていくという基本を絶対に崩さない、などである。

5　学習サイクル（PDLC）とPDCAサイクル

業務を推進していく際の基本的な経営管理サイクルとして、PDCAが語られることは多い。これと同時に、学習サイクルとして「PDLC」を回していくという発想は、もっていて然るべきである（図3-5）。組織のメンバーがビジョンを共有して外部環境に適応し（P＝Plan：ビジョン・戦略計画の構築）、周囲を巻き込んで業務を推進し（D＝Do）、組織的な継続的学習を経て（L＝Learning）、ありたい姿に向けた変革（C＝Change）を行っていく、組織学習サイクルを自律的に回す組織こそ、学習と変革を続けながら進化する力を備えた組織である。

図3-5　**組織学習サイクル（PDLCサイクル）**

筆者作成

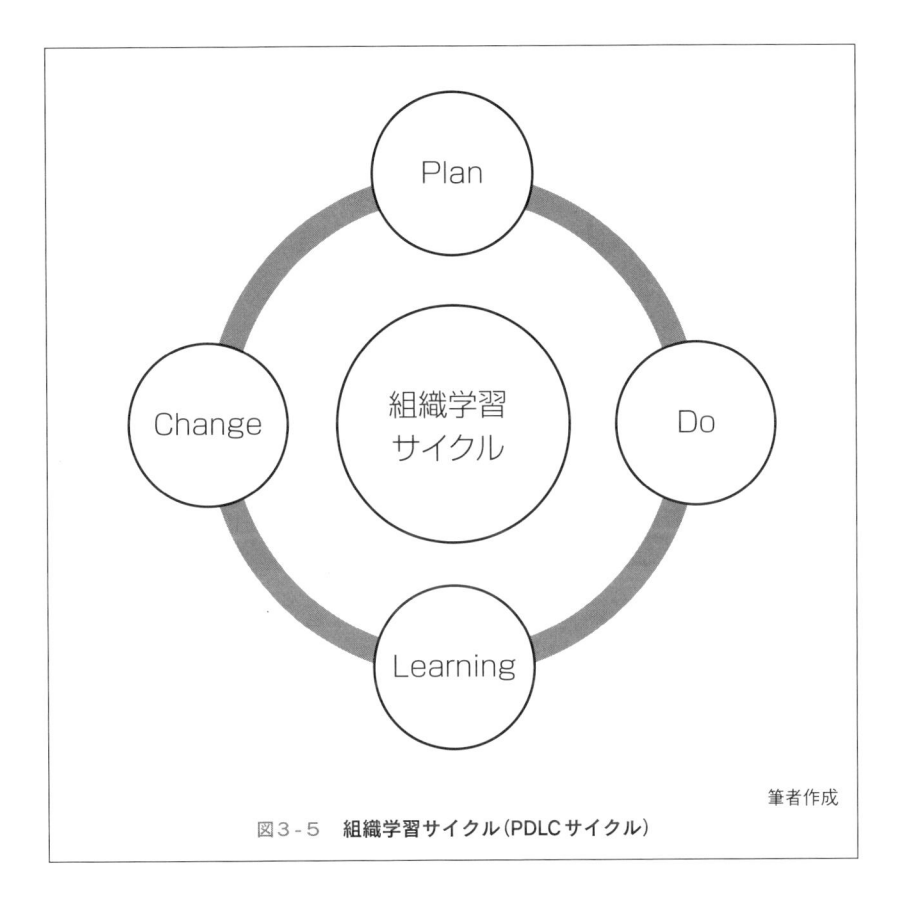

② 医療における風土と文化

　医学や医療の歴史展望や、医療の特質についての整理は、他に譲る。その上でなお、ここに記すべき風土と文化に関する事柄があるとすれば、それは主に以下の3点である。

　まず医療組織の良し悪しによって人の命や人生は損なわれるばかりでなく失われる場合すらある。そして、そうしたマイナスの状態からゼロに近づけようとするのが医療サービスである。また、そのような生命や人生に関与する購買決定を、生産や販売をする医療側で行う責任の重さや倫理観から生じる固有の風土や文化が存在する。

　医療は科学に依拠し、法的に規制をすることによって、非常に良い状態で守られている。確固たる骨格をもち共有できていることで、医療業界の組織はオープンな状態で存在・維持され得る。医療者と患者との情報の非対称性は拭いがたく立ちはだかる壁ではないし、権威勾配などは取り外せる。法的な枠組み自体は日常的に変えられるものではないが、立法府等を通じて変化していく。疾病構造の転換に応じて医学の価値観も変化した。

　人の死亡率は100％である。それにも関わらず、疾病を敵とし死を敗北とするのは、あまりにも無力感を伴う苦労だ。もともと医学がそのような短絡的な思考をしてきたわけではない。同じ死を迎えるにしても、より良い生き方と逝き方があると考えてきたのである。死と科学と法の前に、人間は平等に存在し、接することができる。ゆえに医療組織はオープンで、医療経営は広く楽しい。負の解消は快の概念として解釈が可能だ。予防の概念も含め、なすべき事柄は多い。

　本来的に負への対処が得意で、健康転換[*2]も経験してきた医療は、人口減少、少子化、高齢化、晩婚化、未婚化といった、縮小均衡に表象される社会のトレンドを、直接間接に支援しながら思索を深めていく社会的な成熟と親和性が高い。社会の成熟は、縮小均衡トレンドにおいてこそ試され、結実していく。その模範となりうるのが医療であろう。一方で、こうしたトレンドに取り組み具体的に解決するプロセスにおいて、医療のもつ固有の風土や文化も呼応しながら変化し続けていくのは間違いない。

　変化のとき、変革の時代こそ、経営管理の担当者にとってチャレンジングで楽しく興味深い局面である。しんどく骨は折れるであろうが、これからの医療組織の運営は希望の光に満ちている。その変革の一例を、次の項で展開しよう。

＊2　健康転換：この100年あまりは、感染症や外傷等との闘いだった。20世紀の半ば頃から生活習慣病の比重が大きくなった。こうした主な疾病構造の変化を「健康転換」と呼ぶ。

3 風土と文化を変革する

　個々のキャリアや組織はデザインできる。ただし、経営管理の基本的な考え方は改めて明記したい。与えられた外部環境要因は動かしがたい分析の対象である。経営管理が成果を上げられる領域は、所与の条件を除いた管理可能な資源の集合で、実に広大な術野である。

1　変革の枠組みと技術

　ここでは片岡（2012）が具体的で詳しいので、これを援用する。組織風土変革の手続きは、制度やシステム、規則など目に見えるものを変革する「ハードアプローチ」と、個人の行動様式に影響する価値観やコミュニケーションを変革する「ソフトアプローチ」の組み合わせである。①ビジョンや戦略の変革、②システム（仕組み）の変革、③プロセス（行動）の変革に大別し、バランスよく組み合わせる三位一体の改革である（図3-6）。

　基本的な変革のステップは、7つの段階で構成される。①目的と問題意識の共有⇒②問題仮説づくりと強みの発見⇒③組織風土変革のシナリオ作成⇒④モデル事業所によるプレ

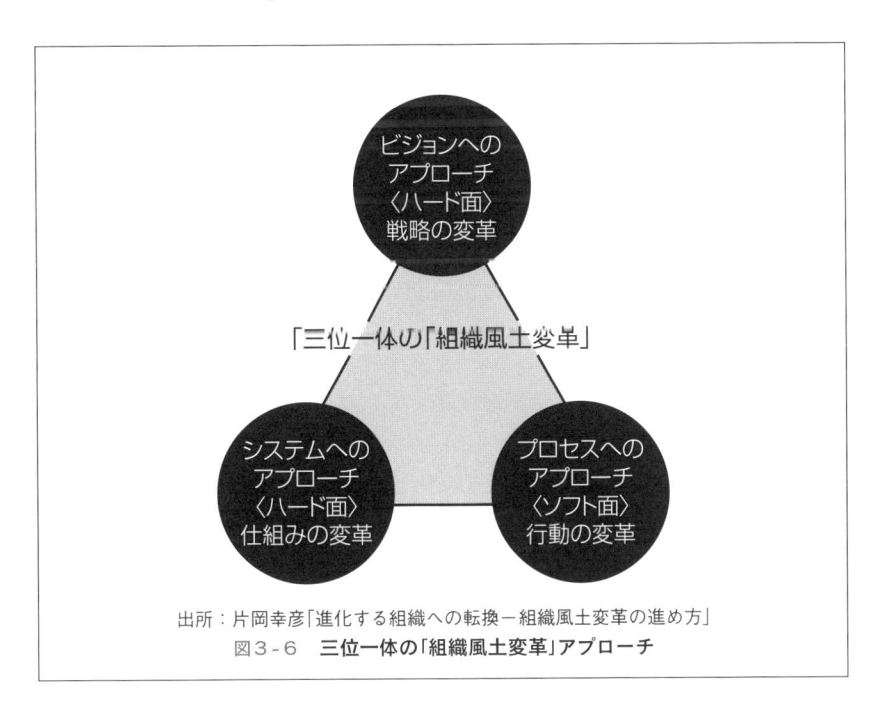

出所：片岡幸彦「進化する組織への転換－組織風土変革の進め方」
図3-6　三位一体の「組織風土変革」アプローチ

第3章 病院風土と組織文化

実施⇒⑤仮説検証と水平展開⇒⑥定着の仕組みづくり⇒⑦アフターフォロー、である。

先の組織学習サイクル（PDLC）や、表3-4のような体系的ソリューションの束は多様な用具的利便性をもつ。この表は、基本的3つの変革対象毎に、全社、部門全体・部門間、個人・個人間、という3つのサイズ別のツールを万遍なく配置している。これがすべてではないが、こうしたツールの組み合わせによって、変革の実施プログラムを組み上げる。

表3-4　組織風土変革のソリューション

アプローチ／対象	ハードアプローチ ビジョン：戦略変革	ハードアプローチ システム：仕組み変革	ソフトアプローチ プロセス：行動変革
全社	中長期計画、戦略計画 クレドや行動基準づくり 理念再構築、理念共有・浸透 事業システム、ビジネスモデル 社長講話、社長塾 失敗表彰など行動強化イベント	業績評価、人事制度 人材育成計画、サクセッションプラン BPR、ベンチマーキング 目標による管理 人事情報システム、内部統制 情報収集・分析システム	組織診断データ・フィードバック モラール・サーベイ：ES調査 CS調査 ワールドカフェ、OST、AIなどポジティブアプローチ CFTによる変革、ワークアウト
部門全体および部門間	部門ビジョンの明確化 部門ミッションの明確化	目標・方針の決定 部門戦略・計画 ワークデザイン、作業の流れ分析 業務プロセス再編 会議の進め方変革 部門テクニカルトレーニング 組織化、チーム編成	インターグループビルディング チームビルディング Tーグループ、感受性訓練 アクション・リサーチ プロセス・コンサルテーション オフサイトミーティング アクションラーニング 組織の鏡、ファシリテーション リーダーズインテグレーション
個人および個人間	キャリア開発 キャリアデザイン	ジョブ・ローテーション 職務拡大・職務充実	個人ミッションの明確化 各種能力開発プログラム コーチング、カウンセリング 人材アセスメント マネジメントアセスメント リーダーシップトレーニング 社会ネットワーク分析 多面評価、各種パーソナル診断

出所：片岡幸彦「進化する組織への転換－組織風土変革の進め方」

図3-7は、「3つのアプローチ」と「7つのステップ」を掛け合わせた、全体像の概要である。この枠組みに基づいて変革を進めていくためには、随所で問題の発見と検証、組織診断と改善策の認識と実行が必要となり、多用されている様子が観察される。

組織診断は、①アンケート調査、②アンケートの自由意見、③個別およびグループインタビュー、の3方法を組み合わせる。種々の質問に答えてもらう中で、重大で核心に触れるキーワードが出てくる。それは多分に「ギャップアプローチからポジティブアプローチ」への転換によって発見される概念だ。ギャップアプローチはあるべき姿と現状とのギャッ

風土と文化を変革する ❸

	(1)目的と問題意識の共有	(2)問題仮説づくりと強みの発見	(3)組織風土変革のシナリオ作成	(4)モデル事業所によるプレ実施	(5)仮説検証と水平展開	(6)定着のための仕組みづくり	(7)アフターフォロー
ハードアプローチ		目的明確化、理念再確認、変革ビジョンの形成		ミッションの明確化による仕事の定義変更		行動基準の形成	
		次世代リーダー発掘、選抜	モデル事業所での実施		次世代リーダーによる戦略構築、展開		
		組織診断実施			組織構造、人事制度再構築		
ソフトアプローチ		チームビルディング 問題顕在化と変革の合意形成		理念、ビジョンの浸透、共有 部門内および部門間の関係性強化			
				モデル事業所および他部門での課題解決ミーティング			
					職場における展開		

出所:片岡幸彦「進化する組織への転換−組織風土変革の進め方」

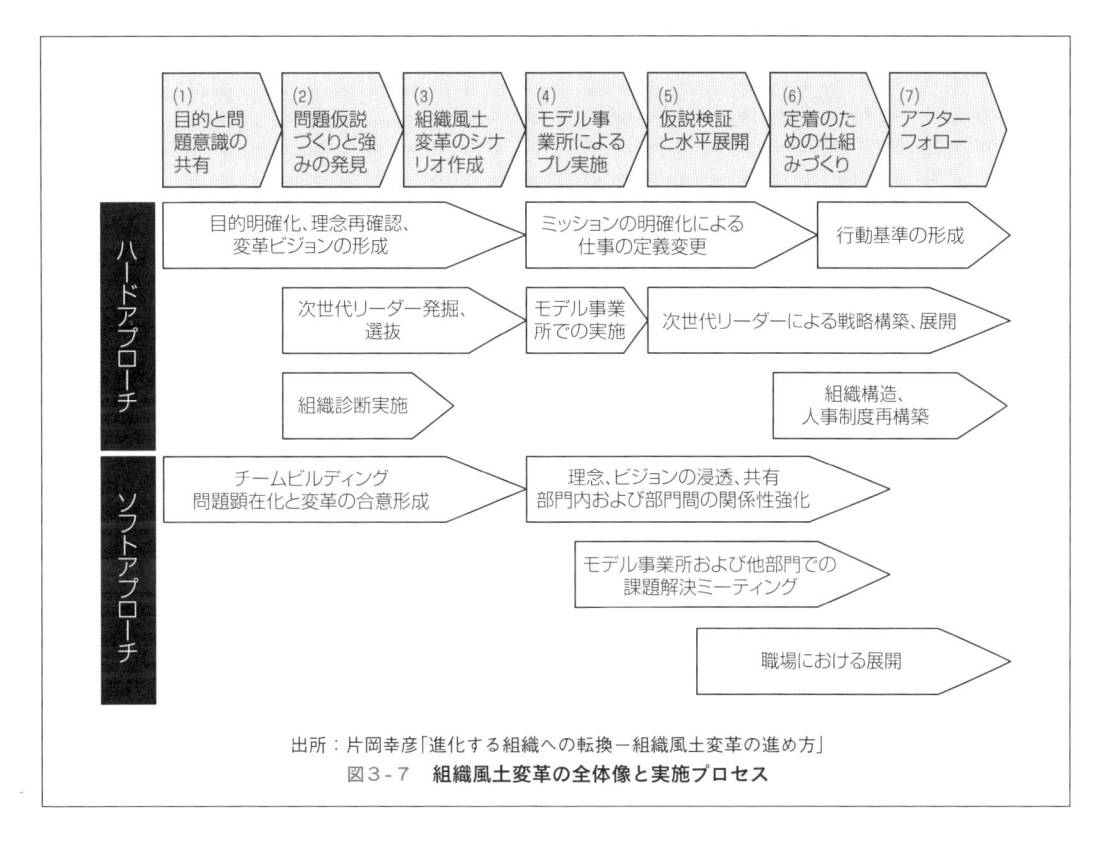

図3-7　組織風土変革の全体像と実施プロセス

プを問題として特定し修正や改善を図る方法である。ポジティブアプローチは組織やメンバーの価値や強みに焦点を当てそれを高め、それらの組み合わせで組織のパフォーマンスを高める方法である。ありたい姿(ビジョン)があって初めて問題が見えてくる。暗黙の了解や不文律の類いにも注意を払って組織診断を進める。

　モデル事業(初めての試み)には小さな成功の種をプロセスに格納しておくのがコツだ。この戦略性により、単にスポットライトを当てる以上の効果を引き出せる。また、モデル事業という舞台に変革のシナリオを適用し、問題を顕在化させ解決に向けた活動を行うのと並行して、組織診断の結果を基に実践の場を活用して課題解決を実施する。最初の「種である成功」へ導くときには、皆から注目されスポットライトを浴びながら、変革チームのメンバーだけでなく職場メンバーも巻き込み、「我々はできるかもしれない」という「成功の体感」を積み重ねて獲得してもらう。そのプロセスで巧妙にメンバーの意欲を高め変革へと導くのが骨頂である。成功の体験ではなく「体感」の積み重ねが変革成功への第一歩だ。

　これらの活動は実にたくさんの成果を示唆する。①次世代リーダーが発掘・育成できる、②選抜された人たちは経営者的な視点で物事を見られるようになる、③部門間の連携が図れる、④でき上がった施策の納得感が高まり変革の伝道師として活躍できる、⑤組織運営にコミットするようになる、などである。

4 風土・文化と、各種キーワードとの関係

　この項では、もう一巡する形で風土と文化に接近する。風土や文化は、まず存在しているものとして活用すべきだ。強きには巻かれる振りをして利用する、不文律の地雷による身の破滅を避け、誰がキーパーソンかを見分ける糧とするなど、上手く活用すれば風土や文化は諸賢を守り、活躍の場を広げ、努力の効果を何倍にも拡張する見えないインフラとなる。風土や文化が構造疲労や矛盾、不具合を起こしていたら、積極的かつ慎重に変えていかれたい。

1 チーム医療、組織管理

　チーム医療という文化は、医師だけでなく皆が平等・対等に患者へ貢献しようという意思の表明であろう。これを支援するデータは多く存在する。病棟において多職種の参加と協力は患者満足を高めるとか、病棟100床当たりのPT・OT・STらセラピストの数が8人を超えるとリハビリの効果と病棟としての機能は格段に上がる、などさまざまである。
　風土や文化の面から組織マネジメントについて語るのは、複雑で大きな組織というマクロモデルにおいて、風土研究は地道にエビデンスを通じ外堀を固め、文化研究はさまざまなモデルでさまざまな媒介変数を通じ、そのメカニズムを枠組みとして表現してくれるからだ。

2 QC（品質管理）と経営工学

　QC（Quality Control：品質管理）に表象される経営工学的な考え方や手法は、ますます医療業界を支援し発展に導いてくれる。経営工学がコンピュータサイエンス、センサーやロボットの技術と結びつく今、これらの工学は生活に根差した身近なレベルで医療に変革を及ぼす。実用に供されすでに活躍しているものも多い。
　それ以前に、経営工学は業務系の諸々を科学的に丁寧に測定し、組織論とも深く結びついている。こうした工学の営為は、風土や文化とも接近して、その多くを説明可能なものとして提示してくれる。工学にとっても組織の風土や文化は、格好の研究対象だ。経営工学がさまざまな組織に関する現象や事象を科学的に解き明かす1つの方法となるのは間違

いない。また組織論と経営工学は同存しうる研究領域だ。工学もまた文化と同様に、人類の営為のすべてを表現し得るほど広い概念であるのは、非常に興味深い。

3　コミュニケーション

「情報が媒体に乗って移動し示達されること」が、コミュニケーションの外形的定義である。コミュニケーションの精度や速度が変われば、意思決定、情報伝達、プロセス、組織構造までが著しく変化する。また「コミュニケーション感覚」といわれる感覚は、情報の共有ができ、共感が得られた、つまり"伝わった！"と感じることを表す概念である。コミュニケーション感覚は、共感や共有を形成する想像力を源泉として意思疎通の質を左右する。構造としての組織文化を変える力を持つし、多義性とメディア・リッチネス──すなわち組織が対処すべき問題を「不確実性（uncertainty）」と「多義性（equivocality）」という2つのタイプに区別した上で、その問題のタイプによって「会議」や「メール」等のメディアを使い分けるべきだ、と主張する考え方。また、組織の情報処理方法の持つ、その多様さと利便性──やコミュニケーション・スキル、イノベーションの創出などと関係する。当然、風土や文化にも影響する。

4　リーダーシップ

リーダーシップ研究は、それだけで一大領域をなす分野だ。本章の文脈で確認すべき事柄は、リーダーシップと文化がコインの表裏のように対概念をなしていることである。リーダーシップは新しい文化をつくるかもしれないが、新しい文化が新たなリーダーシップをつくる側面もある。この関係性は、フォロワーについても同様の事柄がいえるために、循環を繰り返すループ状の形をなし、複数環が同時併行して影響し合う。こうした循環の連鎖によって文化マネジメントが可能となり、文化と人間行動・組織行動がループ学習を形成して変化する。

なお、リーダーシップ研究自体の実務的運用については、三隅のPM理論とハーシィ、ブランチャードによるSL理論のフォロワーシップ概念等を援用すれば十分有効である。

PM理論とは、社会心理学者の三隅二不二によって提唱された理論で、社会は様々な集団で構成されていて、集団の中のリーダーの能力に焦点をあて類型化することにより、集団にとって望ましいリーダー像を示したものである。集団機能は一般に、「目標達成能力」のP機能（Performance function）と、「集団維持能力」のM機能（Maintenance function）の2つから成り立っているといわれ、PM理論では、この2つの機能の強弱によってリーダーを4つの類型に分類している。一方、SL理論はSituational Leadership（リーダーシップ条件適応）理論の略で、リーダーのスタイルは部下の成熟度によって変える必要がある

第3章　病院風土と組織文化

と考え、縦軸を人間関係志向(共労的行動をとる)、横軸を仕事志向(指示的行動をとる)の強さとして4象限に分け、それぞれの状況でリーダーシップの有効性を高めていくにはどうすればよいかを示したものである。フォロワーから見たリーダーについても扱っている。

　リーダーシップの定義については「社会的に影響を及ぼしている、その状態」というフィードラーの考え方を採用する。リーダーシップは機能・状態であり、職位は単に役割分担である。上長がリーダーとは限らないし、誰でもリーダーたり得る。

　リーダーシップ研究の歴史は、因子分析等で社会心理学的な観点から寄与度の高い変量をより詳しく増やしていったという側面がある。あまりに多変量のモデルは実用に堪えないため、前段落ではPM理論とSL理論を標準的なツールや考え方として示した。

　リーダーシップ研究と文化論が対概念であると記したが、これは文化が成果に影響する様子「文化→モチベーション→成果」と「リーダーシップ→モチベーション→成果」という2つの流れ・仕組みが対をなすという意味である。風土や文化が自己変革し創発することは考えられるが、経営管理の基本的な心性として、管理可能な物事を主体的に改革していく姿勢を採るため、基本的な思考回路はリーダーシップを通じて変革を考える理路に親和性が高い。つまり、この章では、「リーダーシップ→文化(変革)→モチベーション→成果」という道筋を想定している。図3-8は、媒介変数を通じて文化が成果を産むという構造方程式モデルだ。図3-9は、リーダーシップが文化を通じて成果を生じる、変数間の相互関係や因果関係を矢印で結び図に表したパス・ダイアグラムである。ここで、リーダーシップの成果とモチベーションの成果は、似て非なるものである点には注意が必要である。

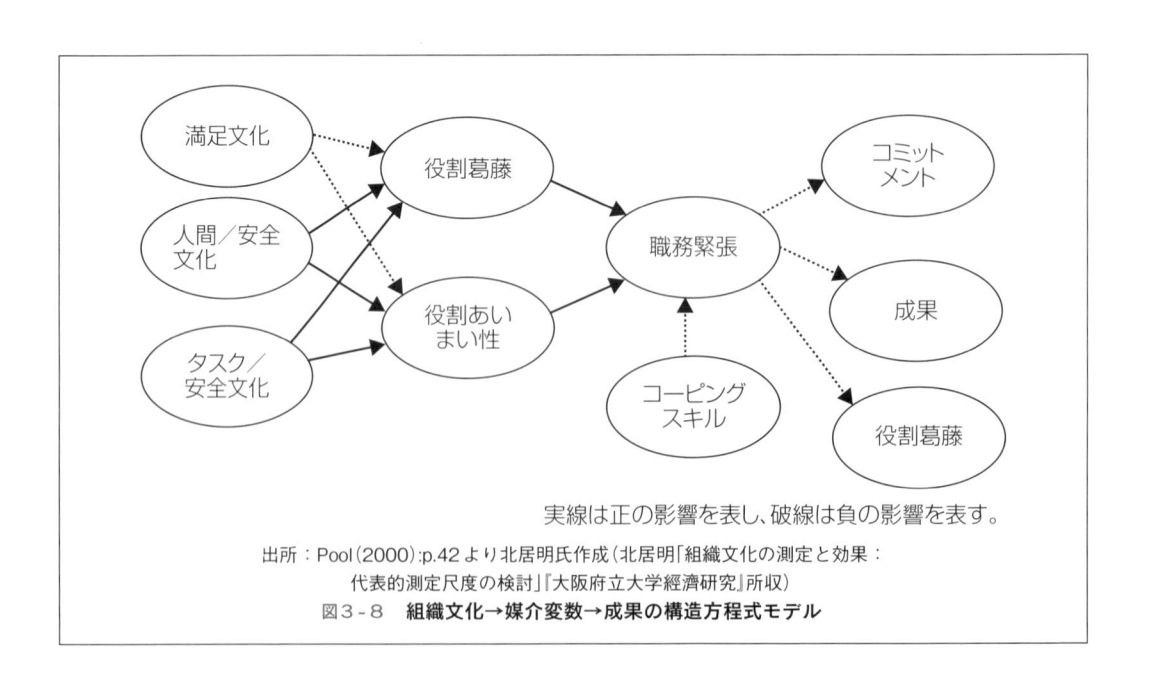

実線は正の影響を表し、破線は負の影響を表す。

出所：Pool(2000):p.42より北居明氏作成(北居明「組織文化の測定と効果：
　　　代表的測定尺度の検討」『大阪府立大学経濟研究』所収)

図3-8　組織文化→媒介変数→成果の構造方程式モデル

5 インフォーマル組織とその運用

　人工的に設えられたフォーマルな組織には、どれほど狙いを定めて巧みに構築されたものであっても、自ずと限界がある。ただ人間が間違うものだという思考や感覚を越えた難しさが、組織や組織行動のプロセスには付きまとう。厚生経済学の分野で、アメリカの経済学者のアローは「民主的決定の諸条件を満たす社会的厚生関数は存在しない」という定理（一般可能性定理）を導いている。その意味で、組織は根源的にインフォーマルな機能によって補完されるし、さまざまなサイズのインフォーマル組織も介在することになるだろう。

　インフォーマル組織は上手に使うべきだ。公表できない事柄でも、少し囁けば急速に拡大・普及する類いの話は多い。反対に不健全に肥大した非公式組織は丁寧に、時には大胆な演出で消していく。たとえば特定の個人や部署が公私混同して私欲に走るとか、いじめ、不正、著しい不効率など、違法性や病理性を帯びて無益な構造が害をなす場合である。

6 「強い文化」論とシンボリズム、マーケティングとRBV戦略論、責任会計論

　かつて日本でもベストセラーとなり、話題を集めた『エクセレント・カンパニー』や『ビジョナリー・カンパニー』などに描かれた、特定の企業に観察される強さの源泉が組織文化やスキルにあるという考えは魅力的だ。ここに一定の事物や要素が意味をもって機能すると考えると、シンボリズムに近づく。シンボルに焦点を当てるのは、ブランディングの

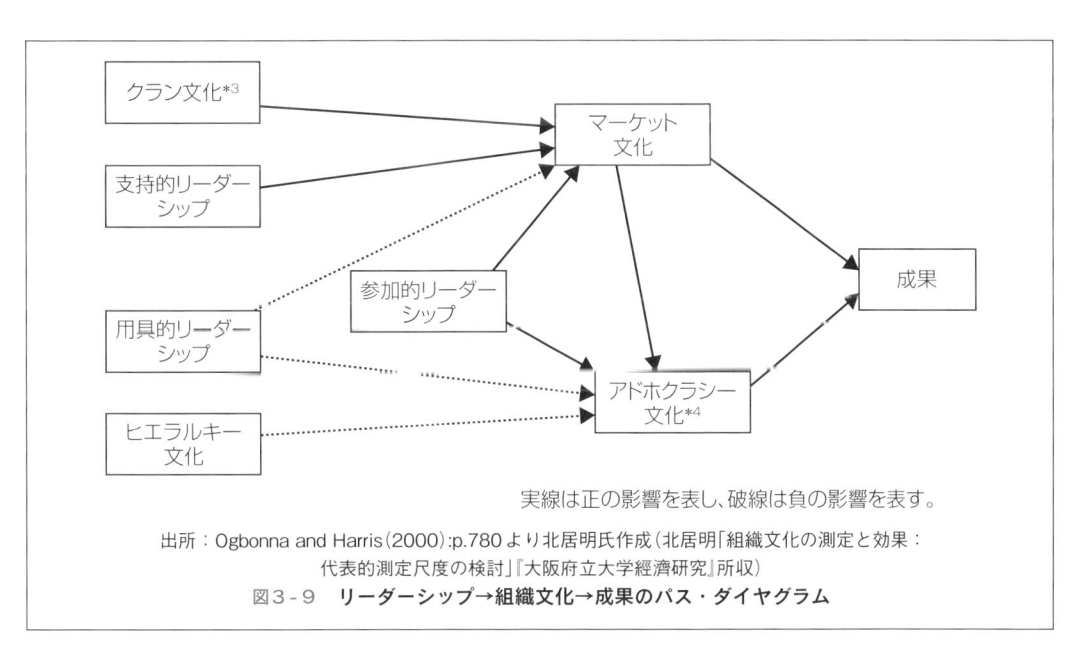

実線は正の影響を表し、破線は負の影響を表す。

出所：Ogbonna and Harris（2000）:p.780より北居明氏作成（北居明「組織文化の測定と効果：代表的測定尺度の検討」『大阪府立大学経済研究』所収）

図3-9　リーダーシップ→組織文化→成果のパス・ダイヤグラム

---

*3　クラン文化：内的志向で柔軟な、協調を志向する文化類型。
*4　アドホクラシー文化：アドホックな、つまり柔軟に対処・創造する、外的志向の文化類型（アドホック型文化とは同義）。

第3章 病院風土と組織文化

考え方に近い。その意味で組織文化論はマーケティングと近い関係にある。逆にマーケティングが最も組織論に近づいたのが、企業や組織が従業員に対して行うマーケティング、すなわちインターナル・マーケティングだろう。マーケティング技術を組織メンバーに応用するという発想は自然なものだ（図3-10、図3-11）。

また、先にも紹介したフィードラーによる「組織構造というものはどのような環境に置かれようと最適となるような形式が存在しないため、周囲の変化に応じて絶えず変化をさせつつ経営する必要がある」というコンティンジェンシー・セオリー[*5]が、戦略論に統合的に移行するのと、アメリカの経営学者のポーターに象徴される競争戦略論の均質的な企業像という限界を越えようとした1990年代、同じくアメリカの経営学者のバーニーに代表される資源ベースの戦略論（RBV：Resource Based View）という発想が台頭したのは必然的だった。

こうした諸々が、共通して因子分析を行い文化や強みを測定し、その強度を紐解いてきた姿は、見事なほど相似的だ。姿形は違っても、考え方は酷似している。その意味では、会計学の分野でも責任会計論や業績会計論で同様の方法論や研究成果がみられるのは実に興味深い（図3-12、図3-13）。

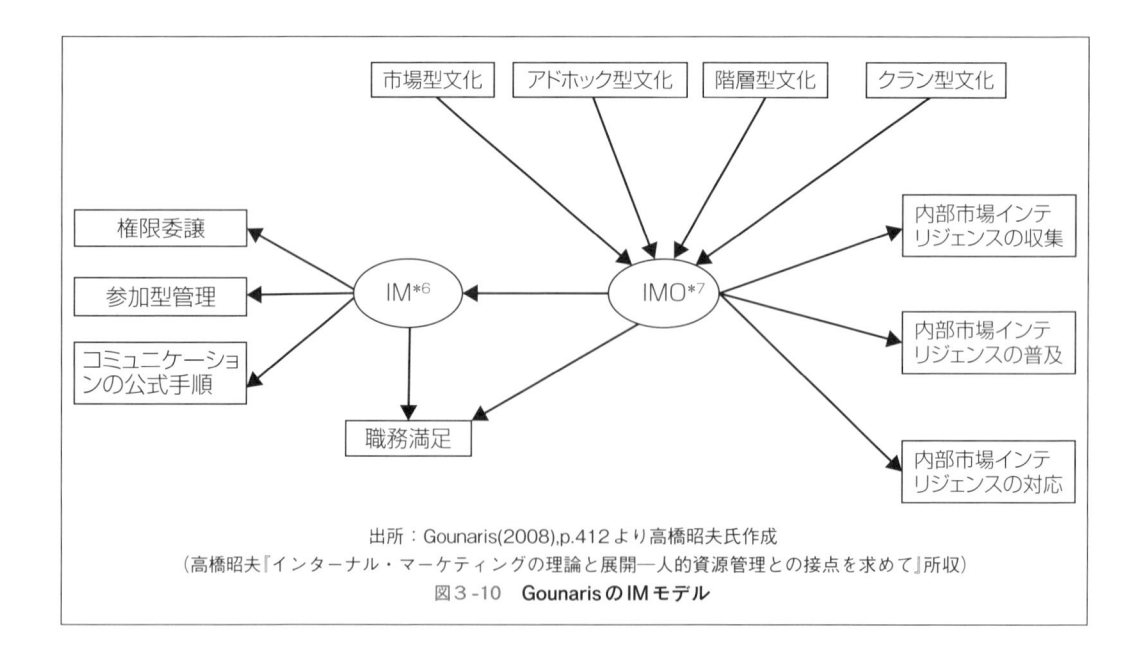

出所：Gounaris(2008),p.412より高橋昭夫氏作成
（高橋昭夫『インターナル・マーケティングの理論と展開―人的資源管理との接点を求めて』所収）
図3-10　GounarisのIMモデル

[*5]　コンティンジェンシー・セオリー：「条件適応理論」と訳され、環境に応じて組織の管理方針を適切に変化させるべきだとする考え方。
[*6]　IM：Internal Marketing、インターナル・マーケティング。
[*7]　IMO：Internal Market Orientation、内部市場志向。内部風土を向上させる努力を記述するために、インターナル・マーケティングと互換的に使用される。職務満足の水準の向上を生み出すとされる。Lings and Greenly 2005 の用語法。

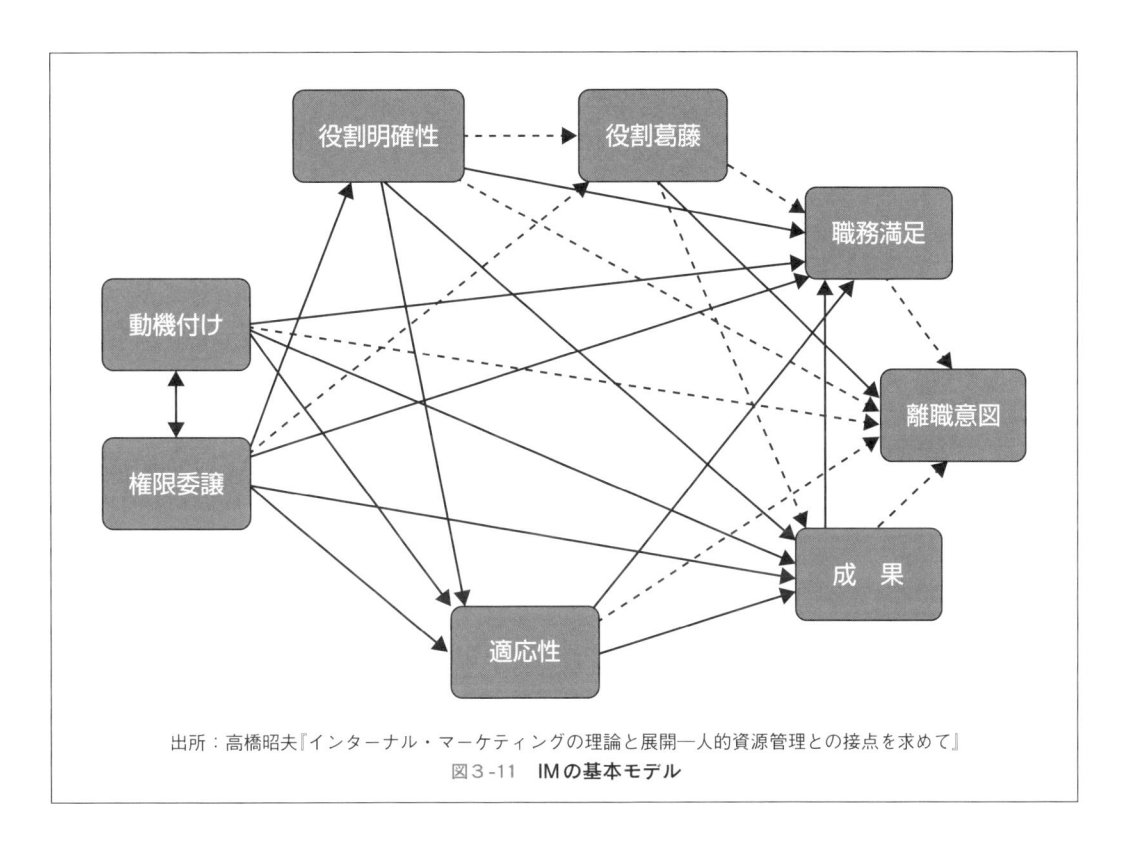

風土・文化と、各種キーワードとの関係 ❹

出所：高橋昭夫『インターナル・マーケティングの理論と展開―人的資源管理との接点を求めて』
図3-11　**IMの基本モデル**

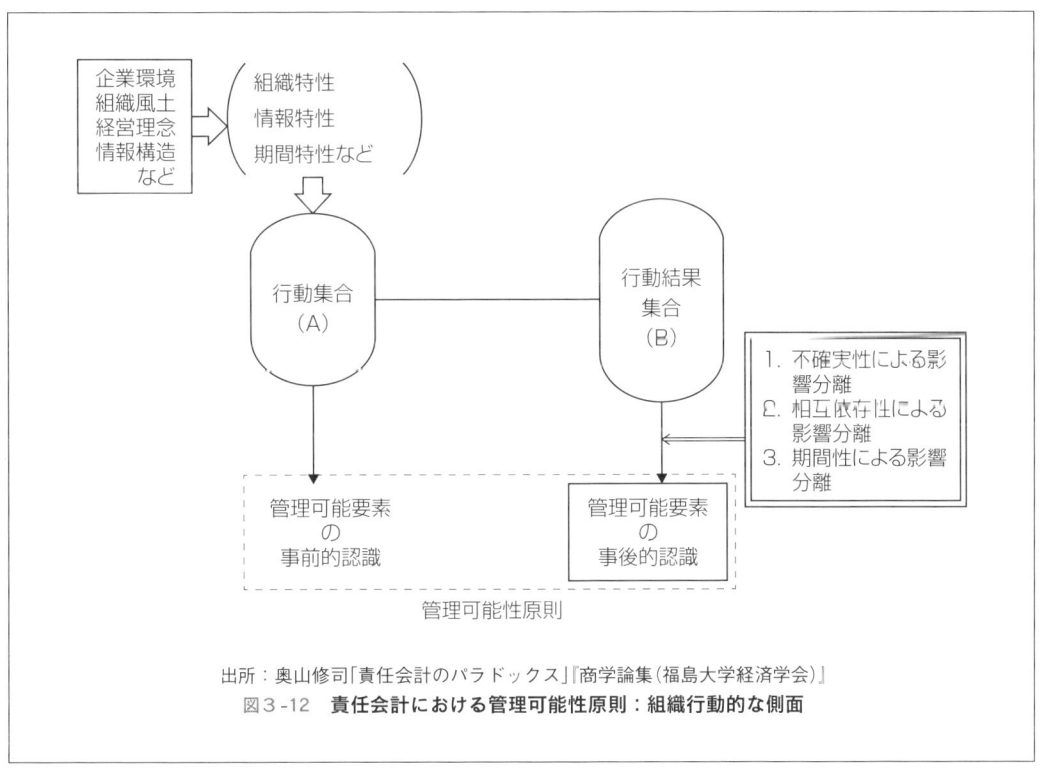

出所：奥山修司「責任会計のパラドックス」『商学論集（福島大学経済学会）』
図3-12　**責任会計における管理可能性原則：組織行動的な側面**

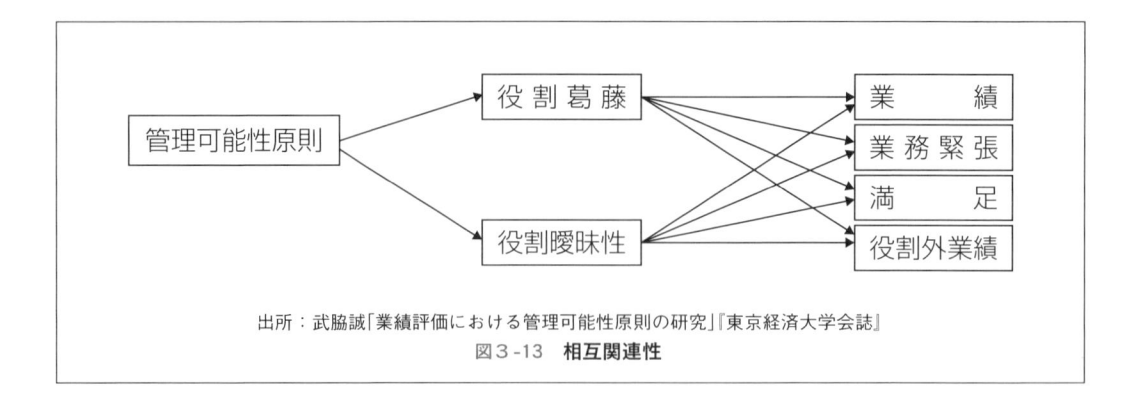

出所：武脇誠「業績評価における管理可能性原則の研究」『東京経済大学会誌』
図3-13　相互関連性

7　ガバナンスとコンプライアンス、成長の倫理と方策

　ガバナンスとは、法人が、株主をはじめ顧客・従業員・地域社会等の立場を踏まえた上で、透明・公正かつ迅速・果断な意思決定を行うための仕組みを意味する。ステークホルダーとの適切な協働、情報開示と透明性の確保、取締役会等への責務がある。説明責任、監査、内部統制が重要である。

　コンプライアンスマネージメントでは、浸透させる仕組みとして、以下のような項目が挙げられる。経営理念・倫理綱領などの文書化・制定、コンプライアンス体制整備計画（コンプライアンスプログラムの作成・管理）、コンプライアンスの推進・定着のための専門組織の整備、コンプライアンス専門家・実務家の育成、コンプライアンスマニュアル等の整備、業務活動に対するコンプライアンスチェック体制整備、教育・研修プログラムの策定と実行を行う。

　それにより、企業価値の向上、消費者と取引先からの信頼による業績向上、企業のブランド価値向上、採用時の競争力向上、既存従業員のモラール（士気）[*8]向上、企業価値の安定および上昇、管理コストの低減、意思決定の迅速化、などを目指す。そのため、良好なガバナンスに意味があるとの認知の拡大、新しい規則や基準、取締役会構造の改善、リスク管理や内部統制の改善、開示と透明性の改善、といった対策を講じる。

　しかし、ノルマや経済苦等の重圧、不正を働きやすい管理、内部統制・管理態勢の不備、管理が業務拡大に追いつかない等の理由で、「皆やっているから」「社長もやっている」「前もやったが何もなかった」等、反する方向に流れやすいのが実態である。つまり、人と組織の問題だ。内部統制は人に依存し限界を作る。人の意識や知識の不足、判断ミス、統制無視などが、形骸化や不正の要因となる。

　こんな場合、風土や文化の成熟の醸成は有効に機能するであろう。

---

*8　モラール：組織が持つ仕事意欲で、組織へのコミットメントを含む。個人の仕事意欲はモチベーションという。

参考文献

福間隆康「組織風土研究の発展の歴史―組織風土と組織文化の比較」『広島大学マネジメント研究』6号、pp.1-19、2006

北居明「組織文化の測定と効果：代表的測定尺度の検討」『大阪府立大学經濟研究』2011、57(1)、p.41-66、2011、57(2)、p.49-67、2011

櫻田貴通「組織文化の管理可能性―組織文化と組織構造の関係性」京都大学営管理大学院みずほ証券寄附講座、No.2008-J3、2008

稲田久美子「看護組織における組織文化の測定尺度の妥当性の検証―フィールド調査結果との比較から」『The Japanese Red Cross Hiroshima Cll. Nurs』8, pp.11-19. 2008

樫原理恵、長谷川智子「看護師の組織文化に対する認識と離職行動への影響に関する分析」『The Journal of the Japan Academy of Nursing Administration and Politics』Vol.15,No.2,pp.126-134,2011

加護野忠男「組織文化の測定」『国民経済雑誌』146(2)、pp.82-98、1982

片岡幸彦「進化する組織への転換―組織風土変革の進め方」『労政時報』第3831号/12.10.12, pp.71-94、2012

林伸二「組織風土の測定―現状とスケール開発」『青山経営論集』第30巻第4号 pp.1-31、1996

外島裕、時田学「組織風土の認知とモラール、職務満足、精神的健康との関連に関する研究―病院勤務職員を対象とした調査に基づいて」『商学集志』第84巻第3・4号('5.3)、2015

Edgar H. Schein, 2010, "Organizational Culture and Leadership", 4th ed. John Wiley & Sons, Inc.(梅津祐良・横山哲夫訳『組織文化とリーダーシップ』白桃書房、2012)

Thomas J. Peters and Robert H. Waterman, Jr., 1982, "In Search of Excellence", Harper & Row(大前研一訳『エクセレント・カンパニー』講談社、1983)

Jim Collins, Jerry I. Porras, 1994, "Built to Last: Successful Habits of Visionary Companies", Random Hous Business(山岡洋一訳『ビジョナリー・カンパニー』日経BP社、1995)

高橋昭夫『インターナル・マーケティングの理論と展開―人的資源管理との接点を求めて』同友館、2014

Jay B. Barney(ジェイ・B・バーニー)、岡田正大訳『企業戦略論』(上・中・下)、ダイヤモンド社、2003

奥山修司「責任会計のパラドックス」『商学論集(福島大学経済学会)』56(3)、pp.153-176、1988

武脇誠「業績評価における管理可能性原則の研究」『東京経済大学会誌』第278号、2012

Rousseau, D. M. "Assessing organizational culture : The case for multiple methods", In B. Schneider, (Ed), Organizational climate and culture, San Francisco : Jossy-Bass, 1990

第4章
医療における組織マネジメント

1. 医療における組織マネジメントの意義と基本スタンス
2. 組織を作って仕事をする意義
3. 目的・戦略に合わせた組織デザイン
4. 組織の運営管理の方法
5. マネジメントのシステム
6. 人材の育成と管理
7. ビジョンの共有・浸透による自律性
8. 多職種のチーム・マネジメント
9. 戦略的マネジメント
10. ガバナンスと社会的責任経営
11. 多職種連携におけるマネジメント・スタッフの役割

1 医療における組織マネジメントの意義と基本スタンス

1 医療の外部環境に構造変化

　民間企業（業界トップクラスではないが、東証一部上場企業）に10年余り勤務した筆者は1990年代半ばに医療界に身を転じた。民間病院で経営に携わるようになって感じた課題がいくつかあり、他の病院の経営陣におられた民間企業出身の方々と話していると同じ趣旨の意見であった。

　それは、一般に病院は一般企業に比べて①トータル・マネジメントが弱いこと、②トップマネジメントが弱いこと、③組織の力が弱いこと、の3点である。

　つまり、それぞれの職種がそれぞれ目の前の業務だけを考え、トップ（院長、理事長）には医療経営の戦略性もリーダーシップも薄く、組織的な運営がなされないためにベテランがいなくなれば業務レベルが低下し不安定化するような状態であった。

　戦後における国の医療政策は、医療機関と医療従事者の量的確保が最重要課題で、補助金制度を含めた"保護主義"的政策が続き、診療報酬は上昇し続けた。医療機関では、上記のような経営課題に取り組まなくても、倒産するなどということはほぼなかったのである。

　しかしながら、1980年代には医学部の定員抑制に続いて病床抑制策も始まり、1990年代からは本格的な医療費抑制策が展開されるに至った。つまり、医療経営における外部環境は構造的な変革が行われ、"量より質"が重視され始めたのであり、医療機関としては経営の質向上の必要性も求められることになったのである。

　しかも、それは単に財政悪化に陥った政府側の事情だけではなく、成熟化が進む社会において高度化・多様化する患者ニーズ（本人が認識しているか否かを問わない）が要請するところでもある。アウトカムを中心とするハイレベルの医療の質に加えて、医療安全管理の徹底、ていねいな説明や親切な応対などを含む患者満足などを、直接・間接的に求められるようになった。

2 医学・医療の進歩への対応

　医療界の内部における医学・医療の進歩は広範囲に急速であり、それに伴う医療専門職の種類と人員も増加し続けている。

医学・医療の進歩は、その知識・技術を専門分化させてきた。1人の医師が、幅広くすべての分野をカバーすることを不可能にさせ、また、特定の疾患分野に特化したとしても、患者のすべての情報把握と判断・意思決定ができるとは限らないレベルに発展している。

　医師の機能が、診療放射線技師、臨床検査技師などに枝分かれしたが、1960年代以降、リハビリテーション分野をはじめとして各種の専門職種が国家資格化され、さらには、医療ソーシャルワーカーやケアマネジャー、介護福祉士などの福祉・介護分野の専門職も医療機関の業務に従事するようになった。

　医師の指示に基づき、他の職種が決められた範囲の業務をこなす仕事の進め方では、これら専門職種群を活かすことはできず、患者の状態に合わせて関連する多職種が連携して診断・治療に当たるという新たな形の組織形成とそのマネジメントが求められるようになったのだ。

3　シンプルなしくみと人材育成で組織マネジメントを

　以前の医療は、個々の医療従事者の知識と経験への信頼に重点を置き、医療機関の組織マネジメントはあまり考えられていなかったが、戦略的に大小あるいは多様なチームによるアプローチとそのマネジメントを行うことの重要性が増した。

　その実現には困難なことも多いが、上記のような医療経営に関わる内外環境の大きな変化は、より広い意味での医療(および医療経営)の質向上を図る契機となったのである。

　とはいえ、いきなり、最先端の複雑高度なマネジメント・モデルを使いこなせるわけではない。やや大げさだが、明治維新後に近代化が始まった企業経営に比べれば約100年の遅れがある。マネジメントの経験が浅い中では、後述のようなシンプルなしくみを中心とし、同時にそれを動かす、あるいは参画する人材の育成を継続させることが、医療の組織マネジメントにおける基本的な考え方であると思われる。

2 組織を作って仕事をする意義

1　1人ではできないことを成す

　仕事でも趣味でも、1人でできることには限界がある。そこで、行政でもビジネスでも医療でもスポーツの分野でも、1人ではできないことを成し遂げるために複数のメンバーで組織を作り、運営を行うようになった。組織で活動すれば、「1＋1＝2＋α」になる可能性があるだけでなく、別の次元、別の種類のことができるようになる。

　1人で実現できた優れた発明も、複数のメンバーであれば、開発するだけでなく、製品として生産し、顧客に営業・販売することで、世界中に普及させることもできる。

　戦後、医療機関が増えていく過程では、医師が診療所を開業し、その後、病床を増やして病院となったものが多いとされる。多様な疾患分野で患者を診療でき、手術もリハビリも提供できるようになる。さらには、新たに病院や診療所を開設したり、福祉や介護の事業も加えて、医療・福祉サービスを統合的に提供する経営の事例も少なくない（図4-1）。

　いうまでもなく、医療、特に病院医療は1人ではできない。病院の最大の特徴である入院医療は24時間体制であるし、手術や検査、その他の診療補助から会計まで、技術や専門性の高低に関わらず、多数の多様な知識・技能をもつ職員群が参画することで、病院医

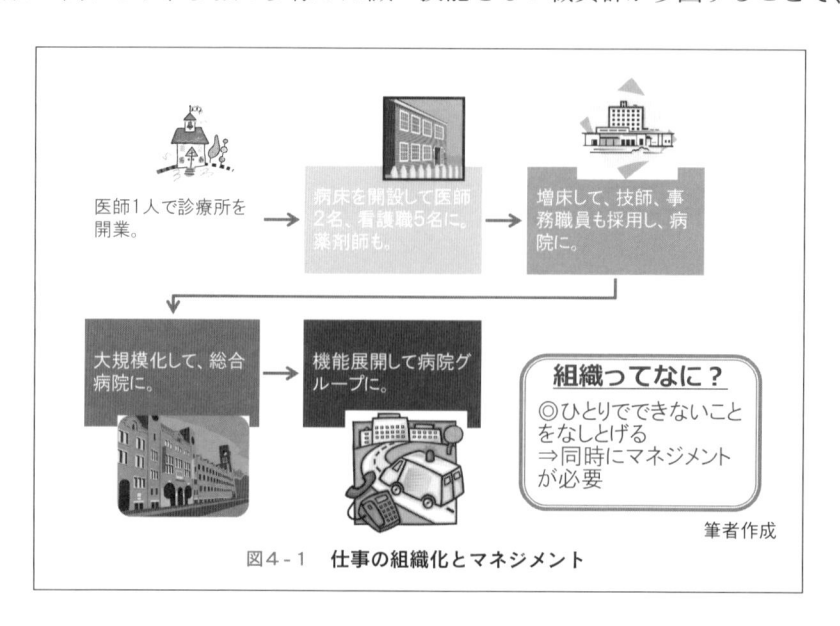

図4-1　仕事の組織化とマネジメント

筆者作成

療が実現でき、また、その機能充実や質向上を図ることができる。

　さらに、個々の病院機能に限界があれば、他の医療機関や福祉・介護事業者と連携して、地域全体で医療を提供し、患者の療養生活をサポートすることまでを医療のプロセスだと捉え、実質的に拡張された医療・福祉グループによる組織において、さらに多様で多数の人材が関与することも可能になる。

　診療所も同様であり、1人の医師だけで運営するところは少数であろう。筆者が子どもの頃、近所の歯科医は技術の高さで評判だったが、職人肌のためか1人ですべて仕切っていた。診察の前後に診療録も見ず、レセコンなしで自己負担額も計算していたが、今考えると、診療時間終了後に遅くまで診療記録の整理を行い、診療報酬請求は歯科医師会にも頼んでいたのであろう。予約制の導入や歯科助手による予防の指導などといった、より広い意味での歯科診療の質の向上には限界があったことになる。

　加えて、医学・医療の発展の歴史は、専門分化の歴史でもある。医師だけではなく、看護師でも、その他の医療従事者でも、高いレベルを達成しようとすると一定範囲のことしかできず、他の職員や職種と連携し、協力しなければ、個々の患者の医療ニーズ全体に応えることはできなくなっている。

　医療機関全体でも、各部門(病棟、外来、センターなど)でも、患者状態に応じた多職種連携によるチームでも、それは組織であり、目的に合わせた組織デザインがなされ、プロセスやルールがつくられて、リーダーやマネージャーの下に、管理運営させるべきとなった。

2　協働のしくみと参画姿勢

　一方で、組織のメンバーはその組織の目的実現のため、目標を定めてそれを追求しつつ、協力し合う必要がある。組織の定義や類型にはさまざまな捉え方があるが、共通の目的・理念の下における協働のしくみとして認識することが普遍性と実践性につながるのではないだろうか。

　その際、留意すべきは、組織のメンバー(医療機関の職員)が、自分自身の専門性に関わる知識・技術に対する誇りをもてるよう研鑽し続けることは当然だが、同時に、それには限界があることをよく認識することである。そして、組織の他のメンバーを尊重し、必要なコミュニケーションを取りつつ、協力して仕事に取り組む姿勢を継続させることである。

　特に、チームのリーダー(各職場の管理職者も同様)は、自分自身の専門能力と経験に自信があっても、それには限界があることを定期的に思い起こして責務に当たることが大事ではないだろうか。それは、メンバーの能力を認めて信頼することになり、メンバーのモチベーションを引き上げる。リーダーがチームの目的のために協働する行動を示せば、メンバーや、メンバー間の協働関係にも好影響を与えるであろう。

3 目的・戦略に合わせた組織デザイン

1　組織はデザインされる

　組織は、その目的、目標、特徴・特質、規模、発展段階などに応じて、そのメリット・デメリットを勘案しつつ、戦略的に構造を考え、デザインされるべきものである。

　民間企業では、研究開発、生産、販売、アフターサービス、管理・事業支援などの部門からなる職能制（機能制）組織に発展したものを、自主性や機動性が増し、人材育成にも寄与する事業部制組織に移行させているところが多い。また、大規模化や多角化していくなかで、異なる組織構造を掛け合わせ、複数の指揮命令系統を備えるマトリックス組織とする場合も少なくない。

　病院の場合、かつては診療科別に、医師以外の看護職や検査技師、事務職員なども配置され、事業部制に近い運営（収支管理までは行われていなかった）がなされていたとされる。その後、検査などのメディカルスタッフによる業務や医療事務などが中央化・集約化され、現在の主流である職種別（職能別）組織となった。

　医療の場合も、職種ごとの専門分野が異なり、高い専門的知識・技能とその継続的な進歩が求められる。医療機関全体としての効率性と、それぞれの専門性の質向上を図るには職種別組織をベースとしたほうがよいと判断されているのであろう。

　しかし、患者に対する医療サービスの提供は、外来、入院、健康診断・予防医療、在宅医療など、診療ニーズに応じて医療機能別に行われる。つまり、職種別機能と診療機能のマトリックス組織でもあり、さらに、職種横断の委員会のしくみが発達するなかでは、職能別組織と委員会組織のマトリックスもあり、三次元マトリックス組織となっている（図4-2）。

　複雑に感じるかもしれないが、多くの病院で組織はデザインされ、運用されている。今後も内外環境の変化による病院機能の展開に合わせて、組織全体のバランスを取りつつ、見直しが続けられるであろう。

2　多職種連携によるチーム組織の開発を

　現在の医療組織デザインにおける課題は、チーム医療、医療安全対策、感染防止対策、

褥瘡対策、栄養管理、退院支援をはじめとする、多職種連携によるチーム組織のしくみづくりである。

たとえば医療管理は、その標準プロセスづくり（クリニカルパスなど）も患者状態別に考える時代になった。そこで診療および診療支援を担当するチーム組織は、柔軟に形成され、運営される必要がある。

個々の患者の診断・治療に対するアプローチであれば、必ずしも組織規定にも明記されず、人事異動の辞令が発令されるとも限らないにも関わらず、チームとして機能することがより患者ニーズに対応できるのである。これは組織図にどう書くかの問題よりも、各専門職のチーム貢献と目的・目標に向けての調整に対する自律性を促すしくみづくりのほうが大事な課題だということにもなる。

ただ、戦略的に重要な業務であれば、組織図上に位置づけ、担当職員の肩書き（の1つ）にも明示したほうがよい。

医療安全管理や感染管理、NST（Nutrition Support Team）、緩和ケア、認知症などを担当する部署や担当者を、総合企画室、TQM（Total Quality Management：総合的質管理）センターなどのスタッフ組織に置いたり、院長直属とする事例がある。また、診療部門、看護部門などのスタッフ職として、医療安全管理責任者、褥瘡対策担当者、摂食・嚥下障害担当者などを配置する方法もよくみられる。

従来から、病院組織の形態は、ライン型やファンクショナル型よりもライン・スタッフ型が適しているとされてきたが、多職種によるチーム・アプローチが重視される時代の組織でも基本の枠組みとして活用できる。

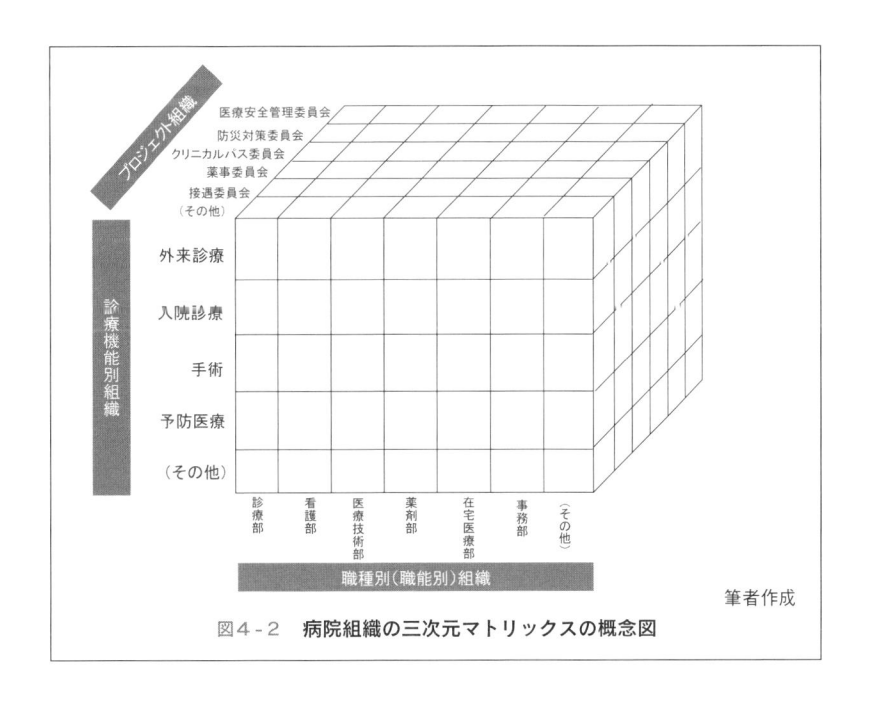

図4-2　病院組織の三次元マトリックスの概念図

第4章 医療における組織マネジメント

4 組織の運営管理の方法

1 階層制度による指示

　組織を動かす方法としては、まず、いわゆる官僚制組織の階層構造によるしくみを活用するものがある。官僚制では、その組織に必要な業務が体系化されて役割分担を明確に分業すると同時に、トップからミドル、ローワーまで階層化される。そこでは、上司が部下の管理監督の責任と権限をもっており、部下は上司の指揮命令下にあるので、その権限と従属関係を使ってマネジメントするのである。

　医療機関の場合、医師の指示に基づいて職種ごとの役割に応じて診断・治療が行われなければならないので、一見、このしくみで運営ができそうだ。しかし、前述のように、人事労務管理を行う職種ごとの組織と、外来・病棟などにおける診断・治療という業務の指示系統チームが、マトリックス運用されている。また、医学・医療の進歩による専門分化や複雑化で、医師だけですべてを把握し、判断のうえ、指示することには限界が現れている。

　業務範囲の区分明確化、チーム・リーダーのリーダーシップ養成、スタッフ機能の充実による調整などで補うことが必要になろう。

2 ルールと組織の制定

　そのためにも、次に組織や業務に関する規則・規程やマニュアルなどの形でルールを制定する。医療機関全体や各部門、各委員会などの組織の業務内容と分掌の明確化、責任の所在と範囲の明示、関係他部署との連携を含む業務プロセスのしくみなどを明文化するものである。

　これが整備されていれば、医療機関業務の多くを占めるルーチン化可能な業務は安定的に運営できる。ルーチン化しにくい業務については、プロジェクト・チームなどの組織・業務の枠組みだけ規程化しておけば、速やかに組織的な取り組みが可能だ。

　筆者は病院勤務時代、経営者からの指示で院内の規程類の全面リニューアルを担当したことがあった。1人で作業を行ったので、内外経営環境の変化に合わせるとともに体系的なものにできたと思うが、今振り返ると、それらが実効性のある規程となり、院内隅々ま

での周知がしやすかったかどうか疑問も残る。衆知を集めて、将来を見据えながら、実践性のあるものを策定する方針とするほうがよいであろう。

3　標準化

　一方、業務プロセスの策定と進行は、標準化することが原則である。ある仕事の進め方や関連する知識・技能を単純化させ、統一し、ばらつきをなくすと同時に、メンバー間で共有することができる。新規配属社員への教育にも活用しやすい。

　標準化は、その業務に関する知識の体系化や、経験の効率的活用法となり、ムダをなくして効率化させ、作業効率の向上を図ることが可能だ。仕事を始めるにあたって、毎回、一から考えたり、説明したり、打ち合わせをしたりする必要性が低くなる。

　プロセスがムダに多くなってしまえば、インシデントが増える確率が上がり、その中からアクシデントが発生する可能性も高くなる懸念が出てくる。標準化による効率化は質向上と表裏一体である。

　また、標準があるということは、業務進行の途中で標準との乖離の有無と程度をチェックし、業務の完了後に成果を評価することができる。さらには、それによって、次への業務改善や標準自体の向上が進めやすくなる。

　もちろん、すべての業務を完全な形で標準化することは不可能であり、完全ではないからといって業務を始めないことは無意味であるので、徐々に進めていけばよい。ただ、常に改善を続ける視点をもつことは必要である。

4　メンバーによる自律的運営

　さらに、組織のメンバーが、メンバーとしての責任・役割から自主的に組織運営に関わるという自律的な方法もある。

　リーダーのあり様に関しては、課題や状況の変化に合わせて最もふさわしい者がリーダーになったり、複数でリーダーシップを相互補完したり、全メンバーがそれぞれリーダーシップを分け持ったり、静かに目立たず正義を実践している人の言動が結果的にリーダーシップをとっていたり、さまざまな事例もあるが、組織管理のしくみとしては困難を伴う。

　ただ、個別性のある個々の患者状態に合わせて関連する多職種が柔軟なチーム運営を行うためには、ある意味、理想形の1つである。この課題は後述する。

5 マネジメントのシステム

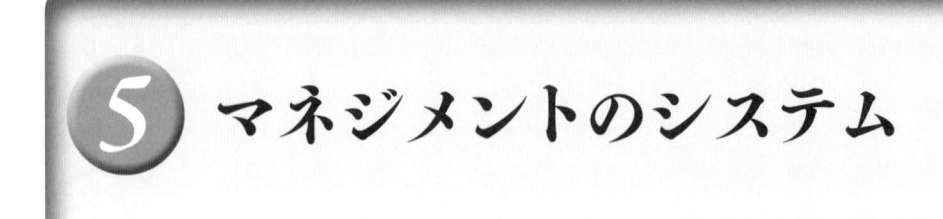

　組織マネジメントのツールとして、良いシステム（しくみ）が構築・運用されていれば、メンバーは業務を進めるうえで、迷ったり、失敗したりすることを減らすことが可能となる。

1 マネジメント・システム

　そのマネジメント・システムの基本形はPDCAサイクルである。PDCAサイクルは、Plan（計画）-Do（実施）-Check（確認・評価）-Action（処置・改善）の４つのステップによる一連の活動を継続的にスパイラルアップ（らせん状に向上）させることによって、品質（Quality）の向上（Improvement）と保証（Assurance）のための業務改善プロセスを管理するマネジメント・ツールだ。質管理（Quality Control または Quality Management）におけるマネジメント・プロセスの基本的原理であり、「カイゼン」の基本はPDCAサイクルを回すことである。

　また、各業務単位や職場単位に留まらず、トップをリーダーとする全社的な質管理としてTQM（Total Quality Management：総合的質管理）も活用されてきた。

　これらは、戦後の日本の産業発展の基盤の１つとなり、行政や医療・福祉などでも応用されている。

　もちろん、診療計画を立てて実行し、一定の段階で評価したうえ、必要であれば診療方法などを見直すというプロセス自体は、従来から医療の各分野（看護、リハビリなども含む）で導入されている。

　それを、各部門全体や医療機関全体のものとして、安定して統制の効いたシステムにできれば、組織全体のマネジメントの質向上につながる（表４-１、表４-２）。その際、産業界で蓄積されたノウハウの活用も意義がある。

　取り組みやすいものでいえば、小集団で改善活動を行うQCサークル活動が挙げられ、1980年代から取り組んでいる病院もある。

表4-1　PDCAの事例①(患者紹介率向上)

Plan	計画	①1年以内に紹介率50％台を達成する ②訪問先の医療機関を診療圏外まで拡大する
Do	実施	①医療機関リスト、訪問日程、担当者予定の策定 ②計画どおりに実施
Check	確認・評価	計画実施状況の確認 紹介率の結果の評価
Action	処置・改善	目標紹介率の見直し 訪問先・日程・担当者の見直し 紹介率引き上げ策の見直し

筆者作成

表4-2　PDCAの事例②(退院患者支援)

Plan	計画	①退院後、かかりつけ医が診療所に移行した患者の不安解消 ②退院患者のフォロー強化による満足度向上
Do	実施	①連携先診療所とのミーティング。退院患者とのコミュニケーション手法(文書・電話。時期)の体系化 ②対策を実施
Check	確認・評価	患者・家族満足度調査。連携先診療所ヒアリング
Action	処置・改善	コミュニケーション手法の見直し。疾患など患者の状態によるコミュニケーション手法の細分化とマニュアル化

筆者作成

2　PDCAサイクルの意義と定着化策

　PDCAサイクルの意義は、まず、シンプルでわかりやすいツールで、汎用性があり、習得に時間がかからないことだ。医療経営においても活用しやすく、前述のように、医療組織全体の経営管理から個別業務の運営まで活用できるマネジメント・システムの基本的原理である。
　「P」の目標を高くし続けて回すことで、継続的改善を可能にする。また、「A」の中には次の目標を定めた計画を盛り込む。「PDCA」にとどめず、「PDCAサイクル」を強調するのは、業務の評価結果に基づいて処理することで終わるのではなく、半永久的に業務の質(ここでは組織マネジメントの質)の向上を図るしくみを構築することが極めて重要であるからだ。
　そうはいっても、PDCAサイクルが最初からうまく回るとは限らない。例えば、求められている業務の質や目標の水準を十分把握していない場合だ。目標のレベルや方向が間違っていれば成果は表れにくい。また、業務に関わる環境の変化を理解していない場合も

ある。それでは計画もそれを実行する手段も間違う。その前の段階の問題として、計画作成のための課題分析の知識や技術が不足している場合も当然うまくいきにくい。

　PDCAサイクルを院内や各部署に定着させるには、たとえば、組織規定や業務マニュアルにPDCAの要素を組み込んでしまうことである（表4-3）。そうすれば、PDCAサイクルを回さないことは規程違反となってしまい、マネージャーやリーダーはその主導的役割を担わなければならなくなる。たとえば、人事考課の項目に取り込んでおけば、リーダーにとってもメンバーにとっても、業務の目標の1つとなり、定期的な取り組み状況のチェックができる。

　業務自体にPDCAサイクルをビルトインすることができ、組織に根付いて、継続的な質向上を図ることが可能となる。

表4-3　組織規定・業務マニュアルのチェックポイント

Plan（計画）	目標とする標準の明確性、患者満足の観点
Do（実施）	ルールの明確性、チェックのための定量化と記録
Check（確認・評価）	評価の方法と基準の明確性
Action（処置・改善）	改善計画策定方法と実施方法の明確性

筆者作成

6 人材の育成と管理

1 人材の育成・管理の制度化

　組織マネジメントのためのマネジメント・システムを改善しながら構築できたとして、もう1つの軸は、それを動かす人材の育成と管理である。

　もう少し具体的に述べれば、人事制度の構築・運用による方法が基本だ。筆者は病院での人事制度の見直し業務や、教育・研修での病院ヒューマン・リソース・マネジメントの講義を行ってきたが、医療機関における人事制度の設計自体は、他の業種と同様の基本的体系が使われており、有効である。

　なぜなら、人事制度は組織メンバーの評価と育成のしくみとしてつくられ、動かすべきであると考えれば、どのような業種でも制度の基本理念は同じであるからだ。医療機関の人事労務管理上の特徴として、専門職中心であること、資格がないとできない業務が多いこと、休日・夜間の勤務が当然であることなどが挙げられるが、建設業や一部の製造業は職人中心で現場が回っているし、証券会社の営業は外務員資格を取得して登録されないと担当できないし、また、24時間稼働の工場・店舗は多数ある。勤務構造が共通する業種や労働者は少なくないのである。

　医療機関においても、職員に信頼され、定着させる人事制度は、制度の透明性が高く、公平な評価がなされ、教育環境が整備されていることであろう。

　その際、職能資格制度と人事考課制度の2本柱が基本とされる。職能資格制度は能力開発、人事考課などからなる昇給・昇格のシステムであり、人事考課制度は育成と選抜のしくみとして設計されるものだ。

　また、病院人事制度構築のポイントは、求める人材像を設定し、評価の基準・方法はシンプルかつ公平なものとして、できる限り評価制度と賃金制度をリンケージさせるようにすることである。チーム力醸成のためには、人事評価の項目に、チームへの貢献に関するものを取り込むことも有効だ。

　ただ、実際の最大の課題は、制度の導入と実効性ある運用であるかもしれない。制度はつくった(あるいは見直した)が、トップの理解不足や職員組合の抵抗を恐れて、本格導入に踏み切れないケースや、導入しやすい事務職員から始めたが、他の職種に広げられないといった事例は医療界でよく聞かれた。

導入時はトップのリーダーシップによる全組織的な検討と、会議の議題に繰り返し挙げたり、各部署の管理職への評価者教育など研修会を積み重ねたりして十分な理解・周知を得ながら準備を進めることで対策をとることができる。

2　結局はモチベーション

病床規制により病床数に上限があり、診療報酬単価が公定されるなど、様々な限界がある医療経営においては、日常業務のなかで、メンバーに高い生産性で仕事を行ってもらう重要性が大きい。それにはモチベーション（動機づけ）を高く維持させることが最も有効である。高い生産性とは、無駄なくその能力一杯に仕事をし続け、さらには能力開発も継続してもらうことだ。

過去のモチベーションに関する研究では、経済的報酬よりも、達成感や責任感、上司から能力・成果を認められることなどのほうが、やりがいや職務満足につながっているという。

3　人材の確保・育成・定着化

目先的な問題として職員不足対策に頭を悩ませる例が聞かれる。しかし、職員確保対策に注力しても効果があるとは限らず、基本方針として、確保・育成・定着化を一連のものとして対策を検討し、実行するべきである。

長期的な観点で職員のことを考えてくれる姿勢がなければ、有能な専門職は寄り付かず、就職しても長くは勤めてくれないであろう。

その医療機関に入れば、いかに能力を活かし、かつ伸ばすことができるか、やりがいをもって仕事に向かうことができる職場風土や上司・同僚がいるか、などを説明できる必要があり、それには、前述のような質の高い人事制度の設計・運用が重要となる。

7 ビジョンの共有・浸透による自律性

1 ビジョン（理念）の共有と自律性

　医療機関では、ビジョン（理念）として、総合的あるいは専門分野での最新で質の高い医療提供、地域医療への貢献、医療安全の推進、患者満足の追求などに関するものが理念や方針として定められている場合が多い。

　内部にいるとそのうち形式的なお題目に陥る場合があるが、ビジョン（理念）はメンバーの行動や判断の基軸・規範であり、目的・目標に向かって業務を無駄なく進める基盤である。また、まったく想定できないような事態が起こった際、内外経営環境に変革が起こったとき、どう考え続けても判断に迷った場合、いったん戻ってくる場所でもある。

　ビジョン（理念）が明示的で、メンバーに共有され、組織の内部に（場合によっては外部にも）浸透していれば、何かあったときも、あるいは必要な何かがなかったときも、そのビジョンに従って自律的になすべき判断・行動の決定・実行が可能である。

　このような考え方は楽観的かもしれない。しかし、やや話がずれるが、ある大学の看護学科は開設以来、看護師国家試験の合格率100％を続けていたので、その背景を聞いてみたところ、大学側からは何の受験指導もしていないのに学生達が自主的に勉強するということだった。また、別の大学法学部では司法試験合格者が後輩の司法試験受験サークルの学生をボランティアで受験指導することが当然の責務であり、それによってさらに合格者を生み出し続けている。

　いずれも目的は明確ではあるが、"体制側"から強制されたものではなく、自律的な判断・行動により、成果が上がっている。たとえば、ビジョン（理念）を軸に、そのような文化を医療機関内に形成できれば、日常業務のなかでもメンバーは自律的に行動し、成果を上げることが期待できるのではないだろうか。

　その際、経営者やリーダーの役割は、ビジョン（理念）を語り続けることである。組織全体や所属部門・チームの理念を、機会を見つけて触れ続けて浸透させ、時にメンバーに考えさせることもする。自分の組織に定着させることができれば、そのメンバーの行動様式はそれに沿うよう自律性のあるものとなりうる。

2 組織文化を活かす・変える

　繰り返しだが、ビジョン(理念)という価値観や規範が全体で共有化され、定着すれば、組織文化となり、メンバーはその中で自律的に判断・行動できるようになると期待される。

　筆者は病院職員研修で、組織文化に関する項目を扱い、何回か組織分化診断を試みている。それらの際の結果では、研修参加者は総じて、自身の所属する病院あるいは職場について、家族文化、イノベーション文化などではなく、官僚文化であると捉えていることがわかった。

　多くが急性期病院("自称"も含む)の職員であったが、つまり、リスクの高い高度先進医療や、周辺分野も含めた新規分野などに挑戦するより、安定して事故のないように医療を提供しようとする文化、あるいは、組織内部が統制的に維持されることを重視する文化をもつ組織にいるようであったのだ。

　組織文化の成立には、各部署やメンバーが物理的に近い場所にいることや、メンバーが互いに似ていること、メンバーが相互に依存し合う関係にあり、コミュニケーション・ネットワークが発達し、研修会やオフの時間の活動(サークル、食事会など)や経営者の個性・リーダーシップといったことから高められる帰属意識などが、その要因となる。

　つまり、工夫次第で組織文化の変容を図ることが可能なのである。官僚文化を基礎とすることは、医療機関の機能によっては必要なことであろうし、それを活かすことにより医療安全などで安定的な業務運営を図ることが可能だ。しかし、それが必要な変化さえ認めない雰囲気になっていたり、組織メンバーの意識沈滞につながっていたりする場合や、前近代的な組織風土が蔓延したままである場合は、それらを凌駕する質向上重視の組織文化を醸成するよう取り組むことの意義は大きい。

　既存の組織文化を「活かす」こと、今後必要な組織文化に「変える」ことのマネジメントにより、メンバーによる自律的な組織運営も可能となると考える。

8 多職種のチーム・マネジメント

1 チーム・マネジメントの進め方

　医療機関におけるチームには、個々の患者状態に応じた診療活動、医療安全対策、感染防止対策、褥瘡対策、NST（Nutrition Support Team）、緩和ケア、認知症ケア、退院支援、地域連携から、より広く捉えれば、診療報酬請求、物品管理まで多種多様であり、多職種が参画することが当たり前になっている。

　規模もスピードも継続期間もさまざまでありうるが、最大の課題は専門の異なる多職種——場合によっては同じ医療職であるのに、それぞれの思考パターンや行動様式が異なる多様性をもつメンバー——が参画するチームのマネジメントを行うことであろう。

　そのチーム・マネジメントにおいて、第一に必要となるのが、やはりビジョン（理念）の設定と共有である。原則、クライアント（主に患者）の利益となるような立場から志向することが望ましい。ビジョンが大げさに聞こえるようならば、目標といった表現でもよい。そして、チーム・リーダーは、折に触れて、それを確認し続けることでチームに定着させることが役割の1つである。

　次に、チーム運営上のルールの制定が必要だ。チームの特性によっては、必ずしも体系的に明文化されてなくてもよく、"最低限の約束事"といったものでも構わない。単なる事務的な段取りであっても標準化・効率化できるものがあれば、より付加価値のある活動（質向上策の工夫を考える、新しい方法や対象にチャレンジするなど）に時間と手間を割くことが可能となる。

　また、業務運営上のツールを共通基盤として設定することで、業務の標準化や情報の共有化を図ることができる。たとえば、そのツールとしてクリティカルパス、EBM（Evidence based Medicine）の活用、診療ガイドライン、PDCAサイクルなどが挙げられる。

　情報の共有化においては、多職種が必ずしも物理的に同じ空間で仕事をし続けるとは限らないなかでは、記録の管理、カンファレンスやミーティングの開催、コーディネーター役の配置などといったコミュニケーション・システムを運用することが有効である。これは単に業務推進上の協議に基づく情報に留まらず、職種の特性やメンバーのパーソナリティーの相互理解にも役立つので、多職種チームの連携には非常に重要である。

　そして当然のことだが、相互理解のうえに職種とパーソナリティーの特徴や強みを活か

した役割分担を定めることも必要だ。役割が多少かぶっても、多様な考え方で検討でき、場合によってはリスクマネジメントにもなるので、むしろ意義があるといえよう。メンバー間での容認が前提だが、あえて役割をダブらせることにも価値はある。

なお、医療機関の組織が多様化・複雑化するなかでは、前方におけるチーム・リーダーの指導力に加えて、後方における支援・調整の役割もその意義が大きくなってきている。後方支援において調整機能に長けた事務職による参画も期待されるところだろう。

2　チーム・リーダーの心得

どのようなチームでも、原則としてチーム・リーダーの存在が求められる。

その第一の役割は前述のように、チームのビジョン（理念）または目標を唱え続けることである。徹底し、チームに定着させることができれば、メンバーによる自律的な運営も可能となる。

また、協働するしくみであるので、メンバーのスキルを共有できるよう、相互コミュニケーションをとる機会の設定もリードしたい。インフォーマルなものを活用することも選択肢の1つであろう。

多職種のチームであると、リーダーは強力なリーダーシップを発揮し続けることも、阿吽の呼吸で取りまとめることも実行しにくい。そこで、何らかの形によって、そのチームで協働するメリットや、そのリーダーのもとで仕事を行うメリットを示すことが有益だ。「このチームはヨソより物品が多めに使える」とか「このリーダーはよく褒めてくれる」といったことでよい。

その前に、自分1人での仕事には限界があり、チームで仕事をすることの意義をメンバーに定期的に思い起こさせ、リーダーが口に出し続けることが、地道であるが、チームのまとまり、あるいは統制の基盤になる。また、メンバー全員に責任＝やりがいを配分し、定期的にその成果を前向きに認めることが、メンバーのモチベーションを引き上げ、大げさにいえば、チームへの忠誠心、あるいはアイデンティティーを向上させることになろう。

9 戦略的マネジメント

1 戦略的であること

　内外経営環境が変化し、それに対応しなければならない組織は、戦略的マネジメントを実践することが、存続のために必須である。

　医療機関も、内部・外部ともに大きな変革が速いスピードで進んでいる。人口構造の変化、疾病構造の変化、社会保障財政の悪化、患者ニーズの多様化・高度化、医学・医療の進歩などにより、国の医療政策も患者の行動も変容している。

　戦略的であることを必ずしも大げさに考える必要はないが、次のいくつかの要件が満たされている必要はあろう。

　まず、内部・外部経営環境の分析が行われており、意思決定（あるいはその修正・改善）のためのエビデンスがあることだ。

　内部経営環境は、医療機能、人員体制、施設・設備、財務諸表、患者統計などのほか、理念、組織図、業務プロセス、教育制度などの定性的なものも含まれる。外部経営環境は、政策動向、経済動向、人口動態などの社会構造、医学・医療の発展状況などである。

　次に、将来志向的に検討され、重点を定めて決定・実行されることだ。

　過去の経験や成功が今後有効であるとは限らず、内外環境が構造的に変化するのであれば、むしろ医療機関の存続の阻害要因となりかねない。将来に向けての検討がなされ、今後に有益な指針が設定される必要がある。

　さらに、医療機関を永続させる観点で検討・実行されることである。

　一般の民間企業であれば、株主価値の向上が経営の目的の1つとなるが、医療機関は剰余金の配当ができないため、その所有者の経済的利益を尊重する責任は相対的に低い。それよりも、万が一にも倒産してしまえば、現在受診している患者や、将来病気やけがをしたときに受診しようと思っている地域住民が困ることになるという事態への責任が極めて大きい。いったん始めたのであれば、決してやめてはならないのが医療事業である。

2 戦略分析の基本スタンス

　医療における戦略的マネジメントのプロセスは、①ビジョン・目標の策定（内部・外部

経営環境の分析・評価を含む）、②戦略の選択・創造と実行・執行管理、③結果（途中経過）の評価、④戦略の改善または向上、が基本である。これもマネジメント・システムを活用できるので、PDCAサイクルが枠組みとなる。

　内外環境の分析ツールは、企業経営のためにさまざまなものが開発・提案されているが、やはり、SWOT分析のようなシンプルなものが最も有効だ。SWOT分析は、地域における自施設の競争力を、内部環境における①強み（Strength）、②弱み（Weakness）と、外部環境における③機会（Opportunity）、④脅威（Threat）という4つの観点から分析する手法である。

　また、公益性の高さから外部環境分析に重点を置く場合、政治的環境要因（Political）、経済的環境要因（Economic）、社会的環境要因（Social）、技術的環境要因（Technological）の4つの要因でマクロ環境要因分析を行うPEST分析というフレークワークを活用することも意義がある。

　一方、医療経営戦略の構造には、全組織戦略、事業戦略、機能別戦略の3つのレベルがあるが、各部署（事務部など）や各担当チーム（医事課入院担当など）のマネジメントも、戦略的であることは有効だ。

　その場合の環境分析では、院内の他部署や他の担当チームは外部環境要因となる。課題・問題が発生していたり、将来的に機能転換を求められていたりする際には、上記の方法の応用も意義が高い。

　マネジメントをいかに戦略的に進めるべきかは、医療機関のトップも、各部署の管理職も、チームのリーダーも同じである。

10 ガバナンスと社会的責任経営

1 医療機関におけるガバナンス強化の背景

　1999（平成11）年に横浜市立大学附属病院で発生した患者取り違え事故は大きな社会的事件となり、これを契機に医療機関に対するマスコミなど国民の視線は格段に厳しくなった。

　しかも、それに対応して国と医療界を挙げて医療安全管理体制の強化に取り組み始めたにもかかわらず、医療に内在するリスクとは異なる原因で、場合によっては実行者の人格が疑われるような深刻な事故（医療過誤）の発覚が続いた。

　一方、1990年代は産業界でも損失補填、インサイダー取引、政府関係者への接待、違法な総会屋対策、建設業界と自治体との癒着など企業不祥事が相次ぎ、株主、消費者、従業員、地域社会から厳しい批判を受けていた。1980年代後半から90年頃のアメリカ産業界で、国際競争力低下や大型の企業不祥事などを背景にコーポレート・ガバナンス（企業統治）の議論が高まっていたが、日本の企業や諸団体に対してもガバナンスの実態としくみについて大きな疑問が投げかけられていたのである。より社会的責任が大きいはずの医療界に対して国民の目が厳しくなっても当然であったといえる。

2 ガバナンスの意義と実践

　コーポレート・ガバナンスは、国や地域によっても立場や対象によっても内容や位置づけが異なっているが、その法人・組織・団体・企業などの永続的な発展のための、経営者や経営組織に対する監視や牽制のしくみであり、その適切性、公正性、透明性を、効率性とともに問うものである。

　その軸はコンプライアンス（法令遵守）を徹底させることであり、さらに、ステークホルダー（出資者・従業員・顧客・取引先・行政・地域社会・地球環境などの利害関係者）への情報公開や説明責任の充実、業務執行決定機関（取締役会・理事会など）の機能強化などを進めることである。

　ただ、株式会社の場合は、商法・会社法や金融商品取引法の改正が続き、上記のような内容によるガバナンスの推進・強化のためのよりどころが詳細に明確であるが、医療機関

第4章 医療における組織マネジメント

に関しては、部分的なものにとどまっている。したがって、ガバナンスの充実によって医療安全などの統制を徹底させ、あらゆる関係者の信頼を得続けようとするのであれば、自主的・自律的にその実践と改善を継続させるしくみづくりが必要となろう。

　ガバナンスの実践の第一は、やはりルールの制定・遵守と組織の整備である。組織運営、業務運営、内部管理、業務指針(マニュアル)、倫理綱領(コンプライアンス指針)などに関する規則・規程に、上記の項目に関するものを定めることだ。監視・牽制についてのしくみのほか、最高意思決定機関や業務執行決定機関を明確に定め、その機能・責任も明示したい。最高機関には、地域住民、地域経済界関係者、外部医療・福祉関係者など、外部の人材の参画も求められる。

　第二は、透明性を確立するため情報公開のしくみを強化することである。外部に対しては、法人の概要、施設の機能、医療指標、経営指標、第三者評価結果、事業報告書、事業計画書などの医療機関情報の開示などであり、内部に対しては、これらに加え、経営者・管理者の責任・権限と業績、最高組織や各管理組織の機能と業績、内部監視のしくみと結果なども周知されるべきだ。これらにより、医療機関とその経営者・管理者の行動・業績が内外のチェックを受けることになり、経営の質向上に結びつく。

　第三は、内部統制システムの構築・運営である。これは、経営と業務の監視のしくみだが、1つは内部監査である。法人本部や病院内に、内部監査の権限と責任を持つ専門組織(内部監査室、内部監査委員会など)を設置し(あるいは医療安全管理委員会など既存組織において)、担当の職員によってチェックされることが望ましい。業務の形式的なチェックだけではなく、院内外のルール遵守を軸に監査方針と監査計画を備えて、業務評価の基準・指標を体系化して再検討と改善を継続し、各部門・各責任者支援的(コンサルテーション的)な姿勢で質の向上を図るのである。

　その前段階として、内部管理のしくみも意義がある。例えば、定期的に隣の部署同士で、必要な書類や物品は揃っているか、文書・伝票には必要な事項が記入され、必要な署名・押印がなされているか、といった程度の確認から始めればよい。

　さらに、外部監査を内部のチェックを改善に活用する姿勢で取り組む考え方もある。法人を所管する行政機関(厚生労働省、各地方自治体)による外部監査、業務を所管する都道府県による医療監視、公認会計士や監査法人による会計監査などだ。

　第四は、教育研修の継続である。全職員に対するコンプライアンス研修により、どのようなルール(広義)が国、地域、院内にあり、または改正され、それにはどのように対応すべきであり、何よりそれらのルールは守られなければならないことを認識させ、意識させ続けることである。内部における教育研修の実施・継続が、意識改革と高いコンプライアンス文化の構築・維持を実現させる。

3　社会的責任経営

　ガバナンスの実践にあたってのマネジメント手法としては、CRS（Corporate Social Responsibility：法人・組織・団体・企業の社会的責任）経営が1つの回答である。これは、出資者・顧客のみならず、市民、地域、社会、環境などのステークホルダーも利するような行動を取り、経済上、環境上、社会上の問題に取り組んでいく姿勢を経営に盛り込むものだ。国際機関や関連団体による基準、ガイドライン、規格なども策定されているが、当然、公益性の高い医療機関の経営にも応用可能である。

　医療におけるCSR経営実践の第一は、自施設の社会的責任とは何かを具体的に定義することである。その際、ステークホルダーの範囲を定めることも必要だが、患者・利用者とその家族や、職員に重点を置く方法もある。

　第二は、ビジョンの策定と経営トップのリーダーシップである。従来からの経営理念や病院方針などを踏まえて、CSRビジョン（理念、基本方針、行動指針、憲章）として明確にすることが必要であるが、そこで経営トップがリーダーシップをとり、その後、機会を捉えてはその重要性を唱え続けることが大きな役割だ。

　第三は、マネジメント・システムの構築・運営である。ここでも、基本はPDCAサイクルでよい（図4-3）。この場合、重要なことはCheckのステップで、計画や実施結果の評価を外部に知らせることだ。CSR経営では、ステークホルダーとの双方向のコミュニケーションを図って関係性を積極的に構築していくこと（ステークホルダー・エンゲージメント）が基軸であると同時に、監査とは異なる柔軟な視点で実質的な外部チェックを受けられるからである。

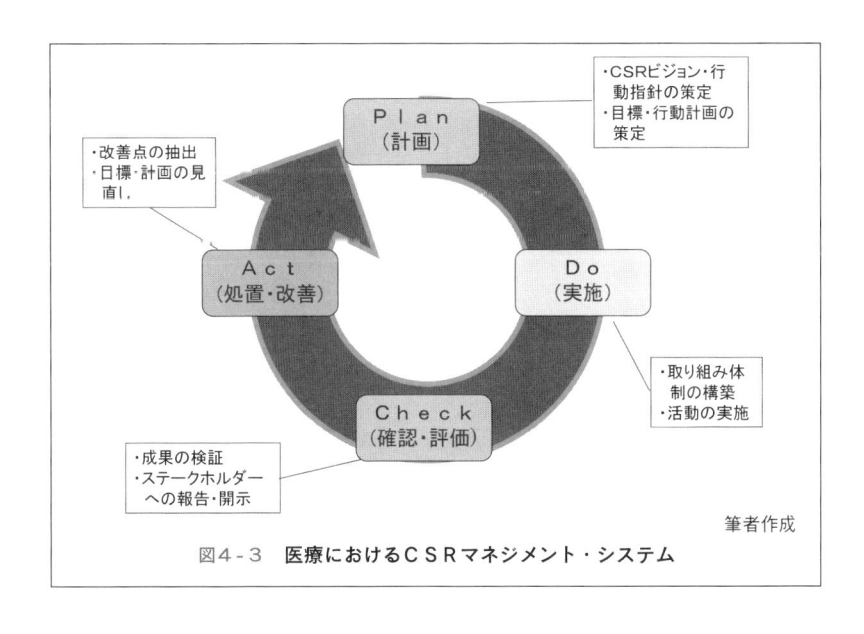

図4-3　**医療におけるCSRマネジメント・システム**

筆者作成

11 多職種連携におけるマネジメント・スタッフの役割

1 マネジメント・スタッフとその位置づけ

　医療の発展が進み、国の医療政策において医療機関に高い質と効率が求められるにつれて、マネジメント・スタッフの業務も拡大と高度化が進んでいる（表4-4）。いずれも組織全体の経営の質向上に役立つものである。

表4-4　マネジメント・スタッフの業務

業　務	主　な　内　容	目　的
経営企画	医療福祉機能の検討、質の管理、経営分析	プランニング、ストラテジー、クオリティ・マネジメント
総務・管理	庶務、福利厚生、法務、監査、学術事務、秘書	ジェネラル・マネジメント
人　事	人事評価、人材育成、採用・雇用・退職管理、賃金管理	ヒューマンリソース・マネジメント
財務経理	出納、予算・決算、資金調達	アカウンティング＆ファイナンス
物品管理	医薬品・診療材料・介護用品などの購買・在庫・使用管理、機器の保守管理	コスト・マネジメント
施設管理	建物施設の整備計画・保守管理	ファシリティ・マネジメント
医療事務・介護保険事務	診療報酬請求事務、介護保険請求事務、受付・入退院事務	インカム・マネジメント、クライアント・サービス
情報システム	コンピューターを活用した業務支援システムの構築・運用	ICTマネジメント
広　報	医療福祉施設の機能に関する外部への情報提供	リレーションシップ・マネジメント
健診事務	人間ドック等の運営管理・営業	―

筆者作成

　保健・医療・福祉サービスにおけるマネジメント・スタッフとは、医療機関、福祉施設、健診センターなどの経営管理や事務に携わるスタッフのことで、主に医療・福祉の専門資格職・労務職以外の者を指すが、それら職種出身の場合もある（この場合、最高経営者層

は除いている)。

　組織デザインとしては、前述のように大規模病院の場合、医療事務も各診療部門などから中央へ一元化された場合がある。現場作業業務を担当する労務職は本来経営管理とも事務ともいえないが、他に指導監督できる者がいないため事務長の管理下に置かれていた事例もある。

　また、事務職とメディカル・スタッフが交わる業務分野としては、診療情報管理、地域医療連携、医療福祉相談(ソーシャルワーク)、ケアマネジメント、健康管理(人間ドックなど)といったものが挙げられる。事務職出身者が運営の中心となり、事務部門の一部であったが、メディカル・スタッフ部門に位置づける病院も出てきている。

2　職種連携をサポートし、かつリードする

　マネジメント・スタッフの他職種との関連は、第一に「協働」である。

　複数職種による組織・業務として、地域医療連携や医療安全管理などが挙げられる。組織横断的な業務として、各種委員会の事務局あるいは管理責任者の役割がある。また、新規プロジェクトがある場合、たとえば、新施設の開設、施設の移転新築・全面改築などの責任者または事務局の業務がある。それぞれ、他の主要な職種と協力して業務を進めることになる。

　他職種との関連の第二は「支援」である(図4-4)。

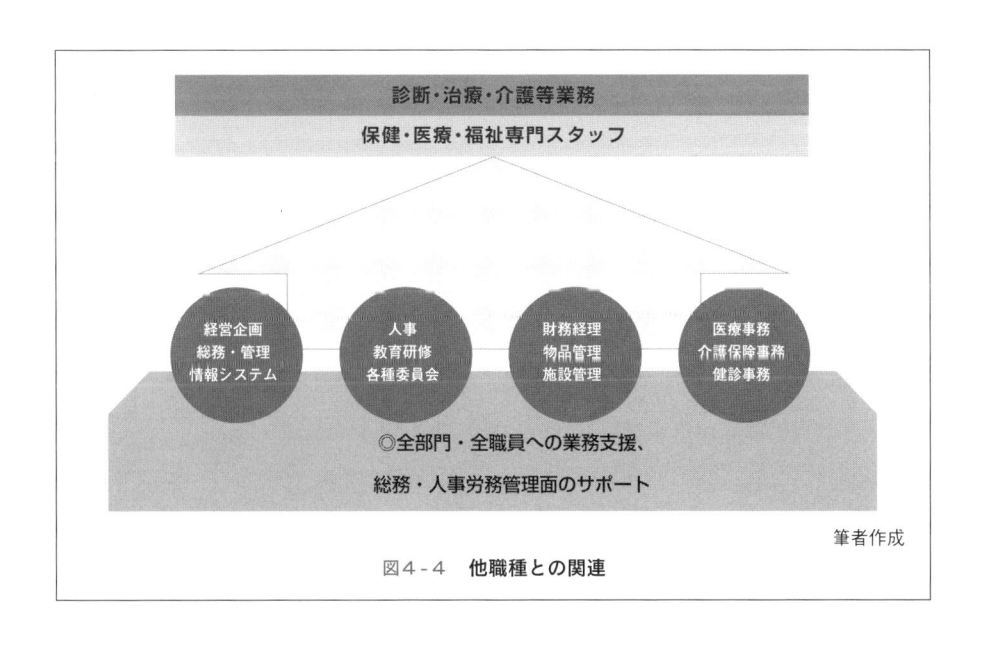

図4-4　他職種との関連

診断・治療・介護などの業務を担う、保健・医療・福祉の専門スタッフに向けて、全部門・全職員への業務支援や総務・人事労務管理面のサポートを担う。

これらの業務のなかで、多職種連携をサポートし、かつリードするマネジメント・スタッフの素養としては、広い視野とバランス感覚、論理的思考能力、調整能力、コミュニケーション能力、想像力／共通感覚、総合的判断力などが求められよう。

第5章
チーム医療と現場力

1 チーム医療とは
2 歴史的背景
3 チーム医療に対する診療報酬の評価
4 現場力の重要性
5 チーム医療に求められる教育研修

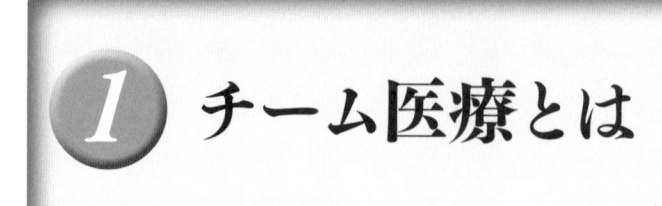

1 チーム医療とは

1 チーム医療の定義

　チーム医療とは「医療に従事する多種多様な医療スタッフが、各々の高い専門性を前提に、目的と情報を共有し、業務を分担しつつも互いに連携・補完し合い、患者の状況に的確に対応した医療を提供すること」と定義されている[1]。医療の高度化・複雑化と共に病院における医療提供のあり方も移り変わっている。これまでは医師、看護師をはじめメディカルスタッフのそれぞれが専門職として自らの役割を担うことが主たる考え方とされてきたが、昨今はこれらの専門職が連携し、チームを構成することで対応することが望ましいとされている。

　また、チーム医療推進協議会ホームページ[2]によれば、チーム医療とは「一人の患者に複数のメディカルスタッフ（医療専門職）が連携して、治療やケアに当たること」と示され、多くのメディカルスタッフが連携・協働し、それぞれの専門スキルを発揮することで患者の生活の質の維持・向上、患者の人生観を尊重した療養の実現をサポートする。また、患者や家族もチームの一員であるとされている（図5-1）。

出所：チーム医療推進協議会ホームページ
図5-1　チーム医療の輪

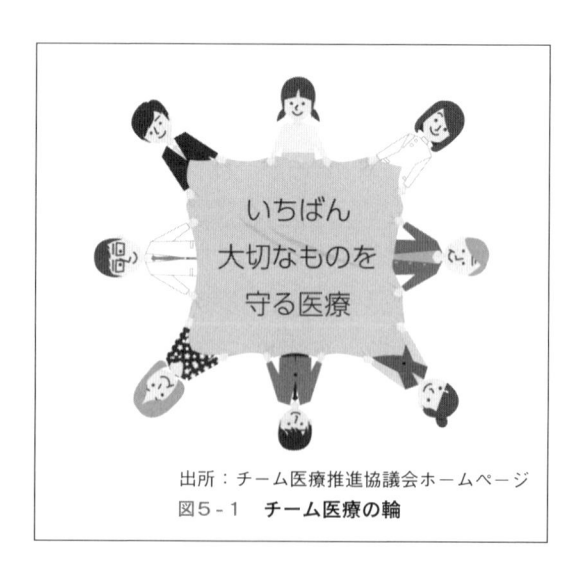

[1] チーム医療の推進について（チーム医療の推進に関する検討会　報告書）、厚生労働省、平成22年3月19日
[2] チーム医療推進協議会、http://www.team-med.jp/team_introduction、平成27年12月13日閲覧

2　病院組織とチーム医療

　病院組織の運営という観点から見れば、組織のあり方が重要となる。アメリカの経営学者のバーナードは組織の基本要素として、①共通目的、②協働意欲、③コミュニケーションという3つをあげている。個々の患者に対し、医療スタッフが専門性を活かし安全で質の高い医療を提供できる環境を整備し、役割分担と連携を一層進めていく。このことはチーム医療が病院組織のあり方を考えていくうえでも重要な位置づけとなる。

　チーム医療の実践による具体的な効果として、①疾病の早期発見・回復促進・重症化予防など医療・生活の質の向上、②医療の効率化の向上による医療従事者の負担の軽減、③医療の標準化・組織化を通じて医療安全の向上などが期待されている[*1]。

3　チーム医療に関する実証的研究

　チーム医療を導入した病院における職員の意識や行動は変化しているのか。また、病院という組織体としてどのような成果につながっているのであろうか。

　チーム医療により病院の組織的な変革が得られた興味深い研究報告がされている。山本（2014）[*3]による岡山県下の175病院を対象にした調査結果として次の3点があげられている。

　第一に、病院組織において部門間を越えた多職種メンバーによるチームは組織変化を生じさせている。そのチームは2002（平成14）～2004（平成16）年に設置された「医療安全対策チーム」や「褥瘡対策チーム」が多く、これらが組織変革の原動力になっていると考えられる。

　第二に、チーム医療を行うチームのうち、最もメンバーの意識や行動が変化したチーム（以下「HP（High Performance）チーム」）メンバーは、診療のプロセスの改善や自らの意識変化、スムーズな情報交換、効果的なディスカッション、研修会やセミナーへの参加という行動の変化を起こした。これらが医療の質や安全性の向上に影響を与える。

　第三に、HPチームは直接的にアウトカムの向上に影響する。あるいは、チームメンバー以外の職員に影響を与えたことは病院全体のアウトカム向上につながる場合があり、直接的、間接的に組織変革に重要な役割になっている。

　医療安全対策および褥瘡対策に関するチームは2002年の診療報酬改定の影響を受け、病院に設置された経緯もあり、医療政策という外的要因がチーム医療の構築にも関係があると考えられる。同時に、これらの環境への変化に柔軟に対応していくなかで病院の組織変革につながっていることがあげられた。

[*3]　山本智子「チーム医療による病院の組織変革に関する実証的研究―岡山県下の病院を対象とした調査から―」川崎医療福祉学会誌Vol.23 No.2、2014

2 歴史的背景

1 医療専門職における制度と教育

チーム医療が重視されるようになった過程を、医療専門職の制度的な観点と教育の流れについてみていくことにする。

わが国の代表的な医療制度である「国民皆保険」は1961（昭和36）年に実現し、すべての人々が医療保険に加入し、保障が受けられるようになった。医療は高度化し専門分化が促進されると共に、多様な医療専門職としての資格が創設された。リハビリテーション領域においては1965（昭和40）年に理学療法士および作業療法士が誕生し、検査業務を担う職種として診療放射線技師、臨床検査技師の資格制度が創設された。また、1971（昭和46）年には視能訓練士の資格もあげられる（図5-2）。

2 高齢化に対応できる医療専門職

人口の少子高齢化と疾病構造の変化は医療分野だけではなく福祉・介護の分野においても影響を及ぼす事項としてあげられる。わが国の65歳以上の高齢者人口は1950（昭和25）年には総人口の5％に満たなかったが、1970（昭和45）年に7％を超え「高齢化社会」

- 1961年　わが国の医療制度の根幹をなす「国民皆保険」体制の確立
- 1963年　「老人福祉法」が制定され、高齢者への福祉サービスと保健指導の充実へ
- 1962年　日本麻酔科学会の「指導医」制度が発足
- 1962年　管理栄養士の資格が創設
- 1965年　理学療法士・作業療法士の資格が創設
- 1968年　診療放射線技師の資格が創設
- 1970年　臨床検査技師の資格が創設
- 1971年　視能訓練士の資格が創設

筆者作成

図5-2　医療専門職における資格制度の変遷

になり、1994(平成6)年には14％を超え「高齢社会」となった。高齢化率はその後も上昇を続け、現在は25.1％に達している。このように少子高齢化は社会的な課題として位置づけられた。1982(昭和57)年に老人保健法が制定され、高齢者の健康や社会的入院への対応が進められた。また、1987(昭和62)年には「社会福祉士及び介護福祉士法」が制定され、福祉や介護サービスの充実が図られた。

3 医療と介護の統合と関連職種連携への取り組み

　1989(平成元)年策定のゴールドプラン(高齢者保健福祉推進10か年戦略)に続き、1994(平成6)年には新ゴールドプランが策定され、2000(平成12)年には介護保険制度が導入された。介護保険制度は寝たきりや認知症の高齢者の増加に対し核家族化が進行するなか、社会全体で介護を支える仕組みとして創設された。この制度により、これまで医療と福祉が分かれていた高齢者サービスを統合して提供できる環境に整備された。

　また、医療分野における維持期のケアやリハビリテーションは主に介護保険で提供されることになった。急性期、回復期、維持期という病期(ステージ)による施設の機能分担と施設間の連携が促進されるなかで、1997(平成9)年には言語聴覚士、精神保健福祉士の資格が創設された。

　このように医療や福祉・介護の現場において関連職種連携の重要性が高まるなか、関連職種連携教育への取り組みが始まった。

3 チーム医療に対する診療報酬の評価

　診療報酬は保険医療機関等が行う診療行為への対価として公的医療保険から支払われる報酬である。公的価格体系を担う診療報酬は医療機関における収入に大きな影響を及ぼすと共に、診療報酬として評価されることは意義深いこととものいえる。
　本項では、チーム医療に対して診療報酬上で評価が行われた事項について示す[*4]。

1　栄養サポートチーム加算（週1回）200点

　栄養障害の状態にある患者や栄養管理をしなければ栄養障害の状態になることが見込まれる患者に対し、患者の生活の質の向上、原疾患の治癒促進および感染症等の合併症予防等を目的として、栄養管理に係る専門的知識を有した多職種からなるチーム（栄養サポートチーム）が診療することを評価したもの、と定義されている。
　「栄養治療実施計画兼栄養治療実施報告書」によれば、医師、看護師、薬剤師、管理栄養士をはじめ、歯科医師・歯科衛生士、臨床検査技師、理学療法士（PT）・作業療法士（OT）・言語聴覚士（ST）・医療ソーシャルワーカー（MSW）など多くの専門職による連携を評価したものとなっている。マネジメントの観点からは、①栄養治療実施計画書が作成されていること、②患者に説明し交付していること、③その写しを診療録に添付していることを確認することが重要となる。

2　糖尿病透析予防指導管理料　350点

　透析予防診療チームとして、専任の医師、当該医師の指示を受けた専任の看護師（または保健師）、管理栄養士から構成され、生活習慣に関する指導等の実施に対して評価されたものである。
　マネジメントの観点からは、①医師が看護師（または保健師）および管理栄養士に対する指示事項を診療録に記載すること、②透析予防診療チームは、糖尿病性腎症のリスク要因に関する評価結果、指導計画および実施した指導内容を診療録、療養指導記録および栄養

[*4]　診療報酬点数早見表、医学通信社、2012年

指導記録に記載することを確認しておくことが求められる。

やわたメディカルセンター(石川県小松市、258床)による「疾病管理MAPを活用した多職種協働による糖尿病透析予防の取り組み」は、2013(平成25)年度から開始した「健康日本21(第二次)」における取組事例としてホームページに掲載されている[*5]。医師、看護師、管理栄養士、理学療法士、薬剤師、臨床検査技師によるチーム医療の成果が示されている。

3 精神科リエゾンチーム加算(週1回) 200点

症状の緩和や早期退院を推進することを目的として、精神科医、専門性の高い看護師、薬剤師、作業療法士、精神保健福祉士、臨床心理技術者等多職種からなるチーム(精神科リエゾンチーム)が、診療することを評価したものである。

マネジメントの観点からは、①診療実施計画書が作成されていること、②患者へ説明を行っていること、③この計画書が診療録に添付されていることがあげられる。

4 感染防止対策加算(入院初日)、加算1 400点、加算2 100点

院内感染防止対策を行ったうえで、更に院内に感染制御のチームを設置し、院内感染状況の把握、抗菌薬の適正使用、職員の感染防止等を行うことを評価したものである。感染制御チームは1週間に1回程度、定期的に院内を巡回し、院内感染事例の把握を行うと共に、院内感染防止対策の実施状況の把握・指導を行う。

マネジメントの観点からは、①巡回、院内感染に関する記録を残すこと、②院内感染マニュアルを作成し、研修を行うこと、③職員がマニュアルを遵守していることを巡回時に確認することがあげられる。

---

*5 地方自治体等の取組事例(2013年8月版)、
http://www.mhlw.go.jp/bunya/kenkou/kenkounippon21.html

4 現場力の重要性

1 チーム医療が実践できる現場力のあり方

　医療機関における多くの専門職がチームを形成し、機能を発揮するためには組織成熟度がポイントになる。医療機関の規模や特性に応じた組織活動は経営戦略の観点からも重要な位置づけがされており、組織構成員の実情を把握し、医療の質や経営の質を高める取り組みが現場力につながる。

　経済産業省は「情報技術の利活用段階（IT利活用ステージ）評価指標」として次の4つのステージに分類しており、IT戦略の視点と共に経営の視点についても示している（表5-1）。

　経営の視点において、第一は「組織形態」の項目があげられており、ここでは、「組織ありき」からの脱却がキーワードとなっている。バーナードの組織理論においては、組織目的の達成度のことを「有効性」、個人動機の満足度のことを「能率」と定義している。組織の目的と個人の満足度は相反するものではなく、結合していくことが重要となる。独立した多くの国家資格者から構成される医療専門職は個々のスペシャリストとして活躍することを通じて個人の満足度の向上につながることが考えられるが、これらの人間性によって規定される「能率」は、病院組織のなかで合理性によって得られる「有効性」と結合することより、シナジー効果を発揮することで多職種連携というチーム医療の現場力が構築されるといえる。

　第二は、「人材・評価制度」があげられている。キーワードは組織の戦略と整合的な人事制度や評価基準である。アメリカの歴史学者チャンドラーは「組織は戦略に従う」と定義し、組織（企業）の目標達成に必要な経営資源の配分方法から経営戦略の概念化を行った。チーム医療においては1人の患者を対象に医療専門職として人的資源の適切かつ効率的な配分を行うことから組織化を図ることになる。対象の患者にはどのような専門職が、どの程度介入することが望ましいのかは患者の病状という医療的要因だけではなく、個人の価値観や社会的環境なども考慮すべき事項となる。病院現場における限られた人的物的経営資源の活用について事後評価も含めたPDCAサイクルによる改善活動につなげていくことが望ましい。

　第三は、「教育・構成員のモチベーション」であり、組織構成員のやる気を引き出す仕組

みがポイントになる。病院組織における同一職種のタテ（垂直方向）の関係と他の職種とのヨコ（水平方向）の関係において円滑に意思疎通を図れることが求められる。そのためには組織における共通の目的を理解し、納得したうえで、多職種連携というヨコの関係を密にした協働意欲が不可欠である。そのうえでコミュニケーションを重視した風通しの良い組織風土が醸成されるようなマネジメントが重要である。

2 現場力を4つのステージから考察する

「情報技術の利活用段階評価指標」による4つのステージを参考に、チーム医療における現場力について考察する。成熟度の低い順に付番されており、ステージ1が最も低く、ステージ4が最も高い評価となっている[*6]（表5-1）。

ステージ1は、IT不良資産企業群であり、「部分的OA化、不活性なIT資産存在」と定義されている。組織形態は決済承認に多大な時間を要し、固定的な人事制度や教育体制も整備されていないなど未成熟な組織を指している。医療機関でいえば医師個人の考え方のみで医療が行われていた前近代的なスタイルであり、マネジメントの観点からは、いわゆる「勘と経験と度胸」といわれた過去の運営を思い出す方も多いのではないだろうか。

ステージ2は、部門内最適化企業群であり、「既存業務の効率化による部門内最適」と定義されている。あくまで組織の概念は部門の内部であることが特徴である。部門内に着目されているため、部門内でのプロセスの見直し、目標管理と実績評価などの改善に取り組まれるが、あくまで部分最適の範疇を脱却できていないのが現状である。病院組織においては自部門における活動の改善を図ることであり、自身の専門職種としての教育研修を重視し、スキルアップを図りながら専門性を高めていく環境といえる。組織ではタテの関係は有効な機能を発揮していることになるが、多職種連携を意識した組織活動にまで至っていない。

ステージ3は、組織全体最適化組織群であり、経営とITによる全体最適と定義されている。組織の階層構造が形成され、垂直方向の活発なコミュニケーションが得られるなど一定の組織成熟度が満たされている。チーム医療を実現するためのステージであると考えられ、医療専門職が自身の専門性を理解するだけではなく、他の職種を理解し互いに連携を深めることにより、成果につなげる。患者の権利や安全の確保の観点から、患者の立場で医療に参加してもらうというパートナーシップという言葉どおり、多くの医療専門職から構成される医療者と患者とが一緒になってチームを構成し、全体最適を図ることでチーム医療の実現につなげていくことになる。そのためは、チーム医療に関する教育研修のあり方、チーム医療を実践できる病院組織を構築することが重要である。

[*6] 経済産業省「情報技術と経営戦略会議（提言）」2003年
http://www.meti.go.jp/policy/it_policy/pdf/jyouhougijyutsu2.pdf

ステージ4は、共同体最適化企業群であり、ITによるバリューチェーン全体での協業や最適化と定義されている。組織の柔軟性を掲げ、プロジェクト毎の組織形態や人事政策を打ち出している。また、徹底した顧客主義に基づいた考え方を示し、外部環境の変化へ対応できることも重視している。現在、チーム医療は1施設完結を前提として進められているといえよう。入院症例に対し、その医療機関における多職種連携によるチーム医療を構成し、患者の医療にあたっている。今後は急性期、回復期、慢性期など病期に応じた特性をかんがみ、施設連携型のチーム医療に発展していくことが望まれる。患者情報の一元化・共有化を図りながら新たなチーム医療を生み出すことを念頭にした医療現場の意識と展望が現場力につながると考えられる。

3　チーム医療の実践に向けた現場力の現状と課題

チーム医療を推進している病院において、チーム医療を実践することの問題点やその改善のために努力していることなどを検証し、病院現場の実態について考えてみることにする。加藤（2014）によるアンケート調査は1施設（450床）の看護職75名から回答されたものである[7]。

まず、「チーム医療を日常的に実践できているか」との質問に対し、「そう思う」11名、「出来ているほうだと思う」57名となり、肯定回答は9割を占めている。

「医師が常にチームリーダーであるか」の質問では、「そう思う」5名（6.7％）と少数であるのに対し、「思わない」17名（22.7％）であった。病院現場の看護職は必ずしも医師がリーダーである必要はないと考えている状況がわかる。また、「チーム医療を実践するうえで当然だと考えていること」は、情報共有、協力・協働・連携、目標共有、コミュニケーションなどがあげられている。これらはバーナードの組織論における3要素である「共通目的、協働意欲、コミュニケーション」に合致していることから、チーム医療に関する病院現場の意識は組織理論に沿っていると考えられる。

他方、「チーム医療を実践しながら疑問・問題だと感じていること」は、職種間の関係性、チーム医療の共通認識、情報共有、専門性の発揮、チーム医療の効果・評価などがあげられた。チーム医療を実践するうえで重要な事項であると認識しているこれらの内容は、同時に十分な解決には至っていない項目であることが示され、病院現場の実態が見て取れる。この調査は医師と看護職の関係を明らかにしたものであるが、他の医療専門職を含め、チーム医療の阻害要因を特定し検討することが現場力を高めることにつながるといえよう。

---

[7] 加藤 和美「病院組織のチームが有効に動くために－チーム医療での医師－看護職関係を焦点に－」ビジネスクリエーター研究、2014年

表5-1 情報技術の利活用段階評価指標

利活用段階 (総合評価)	各ステージ		ステージ1 IT不良資産企業群 部分的なOA化。 不活性なIT資産存在	ステージ2 部門内最適化企業群 既存業務の効率化による 部門内最適	ステージ3 組織全体最適化企業群 経営とITによる全体最適	ステージ4 共同体最適化企業群 ITによるバリューチェーン全体 での協業や最適化
	評価項目	キーワード	活用レベル1	活用レベル2	活用レベル3	活用レベル4
視点	各評価項目の活用レベル					
	組織形態	[組織あり]きからの脱却	○決済承認に多大な時間を要す	○決済承認のプロセスが簡素化	○組織の階層構造、社内ポストが必要最小限	○企業を跨ったバーチャルな組織がプロジェクト毎に設立 ○プロジェクト毎の柔軟な人事政策 ○スキルに応じて外部労働市場を有効活用
	人材・評価制度	企業戦略と整合的な人事制度や評価基準	○過度に固定的な人事制度 (年功序列、流動性なし等) ○企業戦略と実体的に不整合な人事評価体系、人事システム	○部門内での目標管理と実績評価制度	○成果主義に基づく評価基準の明示 (スキル標準の策定) ○社内における人材の流動化 (スキル転換)	
	教育・構成員のモチベーション	構成員のやる気を引き出す仕組み	○固定的なコミュニケーション ○社員教育制度未整備		○経営者・社員間の垂直方向の円滑・活発なコミュニケーション ○社員スキルの向上を仕組みで担保 (高質の暗黙知)	
経営の視点	情報共有	on time (即時的) な業績把握と情報員による情報共有	○業績は決算期ごとにしか把握できず ○計画情報 (生産、販売)や顧客情報、顧客情報を共有できず	○業績把握は、部門内では on timeだが、コーポレートでは決算期ごと ○計画情報、在庫情報、顧客情報は、部門内では on timeに把握	○コーポレート全体の業績その他の情報を、経営者含めて onあtimeで把握→経営トップと従業員の情報共有がフラット化され→組織階層がフラット化され、顧客ニーズが経営に届きやすい	○バリューチェーンに関わるバリューチェーンに関わる全てのプレーヤーと業績その他の情報を on timeで共有
	経営手法 (顧客主義)	プロダクトアウト (生産主体) からマーケットイン (顧客主体) へ	○大量生産型供給体制	○IT活用による、需給バランスの調整 ○多品種少量型供給体制	○ITの活用により顧客ニーズを積極的に経営に反映 ○顧客主義に基づく供給体制	○徹底した顧客主義に基づき、企業のフレームを超えた供給体制 (コンベティターとの一体供給、複数メーカー製品・サービスのオンデマンドによるバンドル提供)
	取引関係	バリューチェーンの最適化	○取引先が固定化	○条件見直しによる取引先の変更	○条件見直すべく、イミックな変更	○バリューチェーンの効率化を目指すべく、企業と取引先との一部協合システム等の連携を図る
	変化への対応 (BPR)	変化への対応 (柔軟性、迅速性) が企業成長力の源泉へ	○変化を受け入れ難い企業体質 ○成功体験や前例への過度の依存 ○従来の業務の単なるシステム化	○部門内での ITによる業務改善の効果 (製品などの導入、CRM、SCM、ERPの導入) ○他部門とはシステムの流用や共同利用は無い	○顧客ニーズの変化 (市場の変化) に対して、ビジネスプロセスを即時に適応 ○経営の視点からの IT活用 (CRM、SCM、ERPの統合化) ○業務が独立・モジュール化	○顧客ニーズの変化 (市場の変化) に対して、ビジネスプロセスを即時に適応 ○個々の業務モジュールは独立しており、社内外に関わらず組み換えに関するプロセスにより柔軟に組み変え (Webサービス、BPM等)

出所:経済産業省「情報技術と経営戦略会議(提言)」2003年より一部抜粋

第5章 チーム医療と現場力

5 チーム医療に求められる教育研修

　現場力が発揮できるチーム医療の実践を目的としてマネジメントの観点から教育研修のあり方について考察する。

1　自施設における組織成熟度の把握

　昨今、「チーム医療」という言葉を聞くことが多くなり、医療機関においてもチーム医療を取り入れ、組織の有効性が見い出される運用体制を構築する方向で進んできている。そのためにはチーム医療を行う目的や方法、さらには効果の判定など学習すべき事項も多い。前提となるのは自施設における組織成熟度であり、院内のマネジメントのあり方も大きく影響する。

　一般に組織のあり方は組織図により示される。診療体制の変更や診療報酬改定になじむ新たな部門の設置など外的要因により組織は見直しをされていく。また、自施設の組織改革など内的要因により組織が変化することもある。例えば、電子カルテを導入することを契機として新たに医療情報部門を新設するケースがある。病院の情報システムを変更することは運用手順にも影響を及ぼし、メンテナンスなどを担当する専門スタッフの人的配置も必要となる。部門名称が示されているだけではなく、どの位置に記載されているか権限と責任の関係も組織図から読み取れる。病院長の直轄部門として位置づけされているのか、診療部門の一部として関わっているのかなど病院組織上の重要な要因である。

　このように病院各部門の設置、部門ごとの関係などマネジメントを行ううえでの実態を把握しておくことは、組織成熟度の観点からチーム医療を実践していく前提として必要不可欠な確認事項である。

2　教育研修と組織的活動の関係

　医療機関という組織体の規模、特性により組織のあり方は変化し、組織の活動は様々な運用形態になる。教育研修を行ううえで組織の活動を捉えるためには組織の発展のプロセスを見ていく必要がある。組織管理の基準や人員構成の考え方は組織運営上の観点と人材開発の観点から検討していくことになる。

教育研修は体系的・計画的に進めることが望ましいとされているが、その際のガイドランになるのが規程であるといえる。人材育成に関する院内の規程・規則がどの程度整備されているか、また教育訓練に対し全病院的な取り組みの姿勢はどの程度なのか、マネジメント・スタッフが現状を確認すると共に、さらに充実させるための方策について提案していくことが求められる。

　医療専門職の例として看護職の実践能力を4つの段階に分けたものとしてクリニカルラダーがあげられる。その実践能力は、①看護実践能力、②組織的役割遂行能力、③自己教育・研究能力など3つの側面により構成されている。看護職として看護活動を実践することを掲げると共に、組織的役割についても言及されている点が興味深いといえる。

3　教育研修の評価と今後の展望

　「チーム医療」が昨今における新しい病院組織活動の1つであると位置づければ、その組織における経営戦略の変化に対応できる組織体制の構築が求められる。組織活動に大きな影響を及ぼすのは経営資源のうち「ヒト」であることから、人材育成のための教育や研修など広く人事制度の確立が重要となる。さらに、教育研修内容を客観的に評価し、改善活動を継続していくためには評価のあり方についても検討しなければならない。

　一般に研修の評価は次の4つの項目があげられる。①人材開発制度・体系、②人材開発活動の運用体制、③研修の実施状況、④研修からの習得状況である。チーム医療に対する教育としてみれば、中長期的な人材開発として学校教育のあり方と短期的には病院スタッフに対する教育があげられる。また、理論的学習と病院現場の実習を通じた体系的な教育研修の構築が望まれる。

参考文献

平成26年版高齢社会白書(全体版)、内閣府
http://www8.cao.go.jp/kourei/whitepaper/w-2014/zenbun/s1_1_1.html

北島政樹総編集『医療福祉をつなぐ関連職種連携―講義と実習にもとづく学習のすべて―』株式会社南江堂、2013年

経済産業省「情報技術と経営戦略会議(提言)」2003年
http://www.meti.go.jp/policy/it_policy/pdf/jyouhougijyutsu2.pdf

岸川善光『図説経営学演習』同文舘出版、2004年

公益社団法人日本看護協会＞生涯学習支援
https://www.nurse.or.jp/nursing/education/training/plan.html

平松陽一『教育研修の効果測定と評価のしかた』株式会社日興企画、2006年

第6章
チーム医療の推進

1 医療専門職からみたチーム医療への関わり
2 チーム医療を推進するための方策
3 チーム医療の推進を目的とした連携教育
4 チーム医療の評価と今後の課題

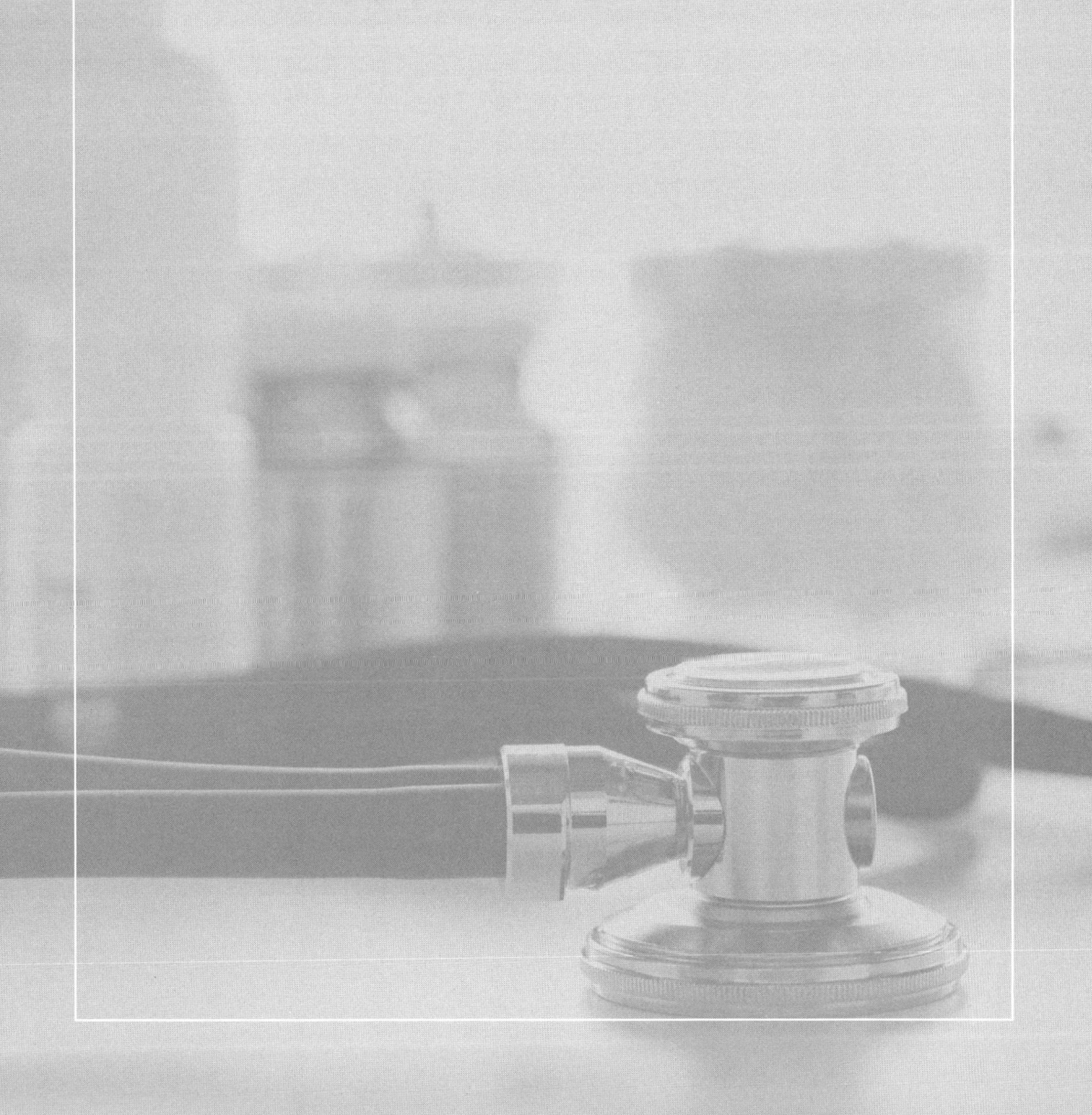

1 医療専門職からみたチーム医療への関わり

1 看護師の関わり

　保健師助産師看護師法（以下「保助看法」という）第5条は、「この法律において『看護師』とは、厚生労働大臣の免許を受けて、傷病者若しくはじよく婦に対する療養上の世話又は診療の補助を行うことを業とする者をいう」と規定され、看護師の業務は「療養上の世話」と「診療の補助」とされている。また同法第37条には「保健師、助産師、看護師又は准看護師は、主治の医師又は歯科医師の指示があつた場合を除くほか、診療機械を使用し、医薬品を授与し、医薬品について指示をしその他医師又は歯科医師が行うのでなければ衛生上危害を生ずるおそれのある行為をしてはならない」と規定されている。

　このように医師の指示に基づくという条件を付したうえで、医行為の一部を看護師が行うことができると位置づけされている。また、医師から看護師への「指示」は、看護師が患者の状態に応じて柔軟に対応できるよう、患者の病態の変化を予測し、その範囲内で看護師が実施すべき行為を一括して指示すること（包括的指示）も可能であると解されているが、「包括的指示」が成立するための具体的な要件は明確にされていないのが現状である。

　チーム医療のキーパーソンとしての役割が期待される看護師に対して、包括的指示の範囲が明確にされることは医師、看護師など医療専門職のみならず患者・家族に対しても有益であると考えられる。第一に、医療受給者となる患者側の観点である。対応可能な患者の範囲と病態の変化の範囲が明確にされていることであり、どのような患者に対して対応が可能なのか一定の基準が示されることが望ましい。第二に、医療提供者となる看護師側の観点である。看護師の医療知識やスキルレベルなどから通常理解できる程度の指示内容であることを担保しておくことが考えられる。第三に、医療機関側の観点である。病院組織として看護師から緊急対応の必要が生じた場合に担当医師へ連絡し、医師から指示を受けることができるよう院内体制が確立していることなどがあげられる。

　チーム医療の実践においては看護業務が独立した専門職として役割を担い、看護師の主体性が期待されている。

　すべての疾患を有する患者に対して関わりがある看護師は、チーム医療の要としてリーダー的役割が求められると考えられる。

2　薬剤師の関わり

　薬剤師の任務は、薬剤師法第1条「薬剤師は、調剤、医薬品の供給その他薬事衛生をつかさどることによつて、公衆衛生の向上及び増進に寄与し、もつて国民の健康な生活を確保するものとする」と定義されている。薬剤師は薬の専門家として患者が安全かつ安心して医薬品の使用ができるよう努めている。病院薬剤師の業務は、調剤、医薬品の管理、服薬指導などがあげられる。

　近年、薬物療法の高度化を受け、チーム医療において薬剤の専門家である薬剤師の関わりはリスク・マネジメントの観点からも重要となっている。病棟業務においては注射薬の調製(ミキシング)および副作用のチェックなど薬剤に関する専門家として医療の質向上と安全管理を担保するとともに、医師や看護師との業務連携から病院運営の効率化にもつながっている。

　チーム医療の推進を目的とした薬剤師の関わりは次のような業務例があげられる。第一に、医師・薬剤師等で事前に作成・合意されたプロトコールに基づき、医師・看護師と協働して薬剤の種類、投与量、投与方法、投与期間の変更や検査のオーダを実施すること。医師と事前に合意が得られていることが前提条件になるが、薬剤投与に関する一定の役割を担うことにより専門性を発揮できる。さらに、薬剤の選択や投与量、投与方法など処方に関する医師へ提案を行う。薬物の血中濃度や副作用のモニタリング等に基づき、副作用の発現状況や有効性の確認を行うとともに、薬剤の変更等を医師へ提案することがあげられている。このように、薬剤師の専門性を再認識しながらチーム医療へ貢献できる可能性は大きいものと考えられる。

3　リハビリテーション関係職種

　理学療法士または作業療法士の業務は、診療の補助として理学療法または作業療法を行うものとされている(理学療法士及び作業療法士法第15条)。また、医師の指示の下に理学療法または作業療法を行う(同法第2条)と定義されている。

　理学療法士は、急性期入院患者に対して医師・看護師と連携し早期離床を目的とした患者のベッドサイドでのリハビリを実施する。また、回復期は立位・歩行訓練により自宅復帰を目指す取り組みが行われている。

　作業療法士は、回復期の心身機能の改善を図り、社会生活の適応訓練とともに、在宅生活への準備を行う。また、福祉用具の指導やバリアフリーを念頭に住宅改修の助言を行う。病院施設だけではなく在宅も視野におき、社会福祉士や介護福祉士と連携を通じて業務を行っている。

　チーム医療の推進においては、理学療法士は呼吸リハビリテーションの一環として「体

位排痰法」等を安全かつ適切に実施していくことが考えられる。また、作業療法士は手工芸のほか、ADL（日常生活動作）訓練、発達障害や高次機能障害等に対するリハビリテーションがあげられる。

　言語聴覚士は言語障害、聴覚障害、発生発語障害、摂食嚥下障害などの障害領域とする専門職である。嚥下訓練を安全かつ適切に行うことは重要であり、専門職としての役割が期待される。

　医療提供体制は施設完結型から地域連携型へ移行し、また、治療から予防へのシフトが注目されていることから、リハビリ関連専門職は医療機関内の専門スタッフとしてだけではなく、地域住民を対象にした健康づくりの担い手として活躍できる領域にも拡大・発展していくことも期待される。

4　事務職員等（医療クラーク等）

　医療機関に勤務する医師および看護師が医療専門職として患者への直接的な関わりを必要とする業務だけではなく、書類作成等に関する業務量の増加など間接的な業務の負担が増加している現状がみられる。また、患者サービスの観点からも診断書や意見書等の書類作成に時間を要し、患者へ交付するまでの時間が長期化することは望ましいことではない。これらのことを背景に、医療事務に関する処理能力の高い事務職員（いわゆる「医療クラーク」）の導入が図られている。医師事務作業補助体制加算として診療報酬の評価が得られたこともあり、医療機関においては積極的に導入し、医師の負担軽減を図るとともに患者サービスの向上に寄与している。

　医療クラークの導入に際して診療報酬点数からみた量的配置のみならず、質の確保も重要である。医療クラークには医療的な知識や診療記録に関する知識が求められるため、診療情報管理士の資格取得者を採用している事例、および院内における専門的な教育研修に注力している事例などがみられる。

2 チーム医療を推進するための方策

1　医療機関側のインセンティブ

　1人の患者に対し医師、看護師など多くの医療専門職から構成されるチーム医療を推進し、広く医療界に普及させるためには社会的に認知されることが求められる。多職種連携による医療チームが病院組織に浸透し、安全で質の高い医療を提供できる環境を整備していくことは重要な位置づけである。

　一方、医療機関は非営利の性格を有するものの財務状況は厳しく、安定的な経営には課題も多い。医療サービス事業は、労働集約的で設備投資型の事業形態と考えられ、また、人的配置は医療法および診療報酬体系による制約を有するため、経営管理者の自由裁量とはいかない。このようにチーム医療を推進するためには一定のコストを要することが予想されるため、運営実態を調査・検証しながら必要に応じて診療報酬上の評価など財政的な支援を検討していくことが望まれる。

2　患者側からの情報収集方法

　医療受給者の立場である患者側からみれば、チーム医療を実践している医療機関であることの情報を知り得ることができる環境整備が必要となる。医療に関する広告は一定の制限が見られるが、「チーム医療の有無」について、今後は開示することが可能な情報として取り扱うのも1つの方法であろう。

　この場合に留意すべき点は「チーム医療」の定義を明確にしておくことである。対象となるチームの種類や範囲について有識者等で具体的な検討を行い、患者側が理解できるような広報につながることが望ましい。このようにチーム医療を推進する医療機関が広く患者側に認知されるしくみが重要である。

3　第三者機関における評価のしくみ

　前述のとおりチーム医療の定義を明確化するためには、チーム医療の実践に求められる事項について客観的な基準を設定し、その基準を満たしているかどうかで評価するという

フレームワークが必要不可欠である。現在、医療評価を行う組織として公益財団法人日本医療機能評価機構が存在するが、このような枠組みを構築することが必要となる。中立的な第三者機関においてチーム医療を実践している医療機関に対し、構造（ストラクチャ）、過程（プロセス）、結果（アウトカム）から評価することが考えられる（表6-1）。

　ストラクチャの観点では、チーム医療に関わる医療専門職の種別、人数など人的配置があげられる。また、チーム医療を実践するうえでの部門組織または委員会組織の構築、それらの規定の整備など病院組織体としての位置づけが組織図や規定等で明文化されていることなどが評価の対象になる。

　プロセスの観点では、患者に対する医療専門職の介入が適切に実施されていることがあげられる。多くの医療専門職により記載された診療記録から業務の分担と連携を確認することができる。また、カンファレンス記録を確認することにより診療実態が可視化されることになる。該当の部門や委員会の議事録なども同様の実績が記載されていると思われることから、プロセス評価につなげたい。

　アウトカムの観点では、臨床評価指標による医療の評価が行える。臨床面では死亡率、合併症発生率など、また経営管理面では平均在院日数、診療報酬点数などをベンチマークすることができる。患者の視点からは満足度調査も有効な指標として活用できると考えられる。

表6-1　医療の質評価のための指標

名称	項目	概要	チーム医療に対する評価の考え方
ストラクチャ	医療施設の構造	人員配置、機器・設備の状況、組織体制など	・チーム医療に関わる医療専門職の種別、人数 ・部門組織や委員会組織の構築
プロセス	医療の過程	実際に行われた医療活動の一連の流れ	・多くの医療専門職が記載した診療記録の状況 ・カンファレンス記録や委員会の議事録
アウトカム	医療の成果	医療提供の結果としての治療成績や患者満足度など	・臨床面および経営管理面からの評価 ・患者満足度

筆者作成

3 チーム医療の推進を目的とした連携教育

1 わが国における連携教育の必要性

　保健医療福祉の連携の必要性が議論されるなか、教育現場においても関連職種連携教育の取り組みが始められた。2008(平成20)年には日本保健医療福祉連携教育学会が発足した。本学会の目的は「保健・医療・福祉各分野の連携に基づく教育・研究と実践を推進し、我が国における健康で豊かな長寿社会の発展に寄与するとともに、会員相互の資質の向上と交流を図ること(会則第3条)」とされ、専門職間教育(interprofessional education)および臨床現場において複数の専門職が専門職間協働(interprofessional work)で活動することの重要性を指摘としている。また、厚生労働省の報告書「チーム医療の推進について」(平成22年)において医師・看護師等との協働・連携の在り方の検討結果が示されている。

2 英国における連携教育の背景と取り組み

　わが国における保健医療福祉の連携に関するカリキュラムや教育内容の構築方法について議論されている一方、英国においてもこれらの教育実践が活発になってきている。このような背景から英国における専門職連携の発展過程と取り組みの状況をみていく。
　英国では1946年に制定された「国民保健サービス法」により国家が医療など保健サービスを提供する主体となったが、国と地方自治体との機能分担は不十分であり、サービス提供の不適切さや非効率が課題となった。1990年「国民保健サービスおよびコミュニティ・ケア計画」を策定し、地域を基盤としたサービスの充実や協働の必要性が指摘された。
　このような背景のなか、関連職種連携のあり方や教育への取り組みを通じて改善を図る流れにつながった。2001年には「保健および社会ケア法」により「人間中心のケア」が位置づけされ、各専門職のアセスメントを統合したサービスの供給の必要性が示されている。英国では専門職を目指す学生が在学中に関連職種連携教育を受ける環境へ整備され、今日に至っている。

3　IPEおよびIPC/IPWの定義と理念

　関連職種連携教育は(Interprofessional Education,IPE)と表現され、多職種の専門職が協働するうえで必要な能力を身につけることを目的としている。医療福祉における専門職は国家資格化されているものが多いが、資格の有無に関わらず、病院組織として医療提供に必要となるすべての職種が対象となる。IPEは医療福祉に関わる専門職が自らの専門領域を学ぶだけではなく、他の専門領域を有する専門職と協働・連携するうえで必要となる知識や技術を学ぶものと考えられる。

　また、医療福祉の現場において複数の領域の専門家がそれぞれの専門性を発揮しつつ協働することを意味する言葉として、IPC(Interprofessional Collaboration)やIPW(Interprofessional Work)がある。関連職種連携教育IPEに対し、関連職種連携・協働IPC/IPWは、医療福祉の領域内でまたは領域を超えて実践されるものであり、予防、病気の診断と治療など多様な連携を含む。その目指すところは病気や障害があっても自分らしく生きることであり、QOLの向上にある(図6-1)。

　関連職種連携の形態は、施設内の連携に留まらず施設間におけるサービス連携、さらには地域における連携体制の構築につなげることが重要である。

4　関連職種連携が円滑に機能するための要因

　多くの医療専門職からチームを構成する関連職種連携が円滑に医療現場に浸透し、十分に機能を発揮するための要因があげられている(図6-2)。

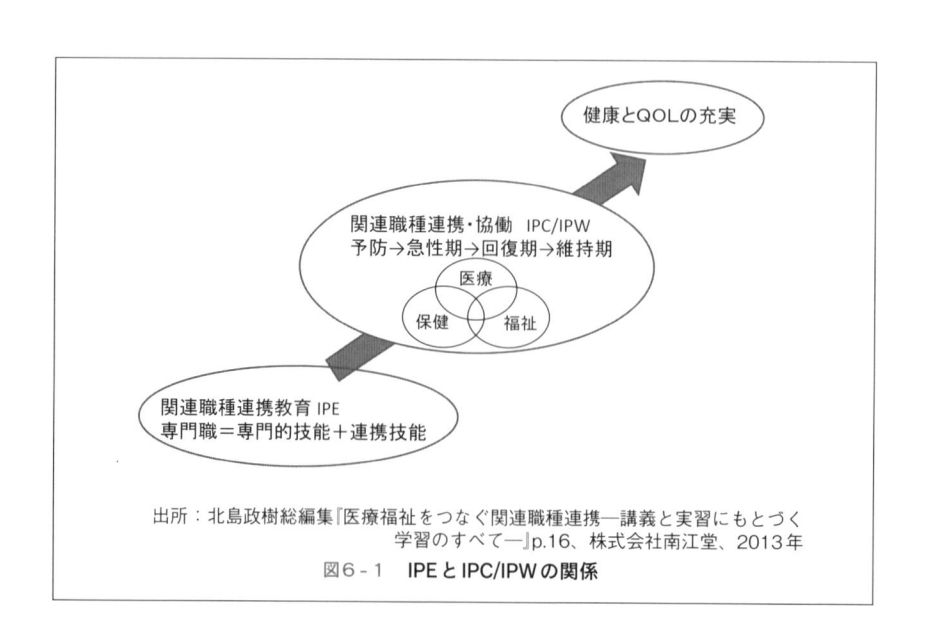

出所：北島政樹総編集『医療福祉をつなぐ関連職種連携―講義と実習にもとづく学習のすべて―』p.16、株式会社南江堂、2013年

図6-1　IPEとIPC/IPWの関係

> - チーム意識をもって患者中心の思考をする。
> - 全人的観点から共通の目標を設定する。
> - 職種による手法の違いや短所は柔軟に受けとめ、他職種の役割を理解・尊重し、互いに補い合う。
> - コミュニケーションをよくとり、情報を共有する。
> - 専門職間でトラブルが生じた場合、患者とその家族の利益を最優先して調整を行う問題解決能力をもつ。
> - 各職種が高度の専門的技能をもつ。
>
> 出所:北島政樹総編集『医療福祉をつなぐ関連職種連携―講義と実習にもとづく学習のすべて―』p.17、株式会社南江堂、2013年

図6-2　関連職種連携が円滑に機能するための6つの要因

　第一に、チームにおける共通目的を組織構成員が理解しておくことである。チームの役割や構成に関わらず、患者を中心に位置づけ、各専門職は全人的観点から関わることがあげられる。第二に、専門職のセクショナリズムにとらわれず、水平方向の連絡を積極的に取り入れることにより、他の専門職との連携を密にすることが求められる。組織論において指摘している協働意欲を指している。第三に、チームを構成する専門職の円滑な意思疎通が図れる環境づくりがあげられる。このように組織のコミュニケーションは患者情報を共有するうえで重要な役割を果たす。第四に、専門職としての高度な知識と問題解決能力を備えておくことである。特に、他分野の専門職との連携調整を図り協働する能力はチーム医療の実践において重要である。図6-2は、これらの観点から具体的に6つの要因としてまとめたものである。

4 チーム医療の評価と今後の課題

1 日本医療機能評価機構による評価のあり方

　チーム医療の評価について公益財団法人日本医療機能評価機構における「病院機能評価／機能種別版評価項目<3rdG:Ver1.1>」をみてみる。

　全般的には第2領域「良質な医療の実践1」に記載があり、特に「2．2　チーム医療による診療・ケアの実践」のなかで23項目が示されている。患者の視点に立ち円滑に受診が行われていること、地域の医療関連施設等から受け入れていること、継続的に療養を必要とする患者が他の医療関連施設に円滑に紹介されていることなど、患者の立場から適切な医療関連施設への紹介・逆紹介が円滑に行われていることが評価されている。

　病棟業務の適切性の観点は、医師はチーム医療におけるリーダーシップが発揮されていることがあげられ、診療上の指導力の発揮、病棟スタッフとの情報交換、患者・家族との面談など疾病や患者の状態に応じた対応を評価している。看護師は診療の補助業務とともに、患者・家族の心理的および社会的ニーズの把握と援助、患者情報の他職種との共有、他部署との連携などがあげられている。

　また、第1領域では患者の意思を尊重した医療、地域への情報発信と連携の項目が示され、第3領域は診療部門の機能の発揮、第4領域は組織運営に関する事項など、すべての領域において多職種が連携するチーム医療の評価のあり方が表現されている。

2 四谷メディカルキューブ　減量外科センターの事例

　2005（平成17）年5月に東京都千代田区に開設された19床の施設である。この施設は世界基準のチーム医療「ICE (International Center of Excellence：国際的に卓越した医療機関)」の認定を受けている。ICEとは、国際基準において高いスキルをもつメディカルスタッフで構成されるチームが、安全で高いレベルの医療を実施していることを保証する、という認定である。2003年にSRC (Surgical Review Corporation：アメリカ肥満代謝外科学会が第三者機関として設立した組織)が、肥満症患者を対象に外科治療の質を担保する目的で認定制度「COE (Center of Excellence)」をつくった。ICEはその国際版で、2009年から始まった（引用：福原、2014）。

このケースに対する評価のあり方についてみていく。上記のような肥満外科治療のCOE/ICE（卓越したチーム認定）を取得するためには、10カテゴリー、81項目の認定基準を満たす必要がある（表6-2）。

この評価項目は外科医の手術経験と症例数、緊急時の対応、クリニカルパスの標準化など臨床的要因が6項目あげられている。ここではチーム医療の評価項目と考えられる4項目についてみていく。

第一に、医療施設において質の高い運用が確認できる文書が適切に管理されていることがあげられる。高いレベルの医療スタッフと卓越した病院運営を証明できる公文書や定期的な職員教育が実施されていることを示す文書が求められる。第二に、専属看護師などチームメンバーが揃っていること、チームと患者を結ぶ常勤のコーディネーターの配置があげられている。看護師、MSW、管理栄養士など3者から構成されるコーディネーターとい

表6-2　国際的に卓越した医療施設認定「ICE」の評価　10のカテゴリー

カテゴリー	ポイント
1．卓越した医療施設を示す公文書	①肥満外来の治療を行うため、高いレベルのメディカルスタッフと卓越した病院運営を証明できる公文書（誓約書） ②医療が継続的で規則正しく実施されるよう、職員を定期的に教育していることを示す記録 ③これらに関する当該病院肥満外科独自のガイドラインを有し、病院が認定していること等
2．チームと外科医の手術の経験と症例数	①認定を申請する施設は、最近12か月で最低125件以上の肥満外科手術の症例数を有すること ②認定を申請する外科医は、生涯125件以上の肥満外科手術を実施していること。そのうち50件は直近の1年間など
3．医療における責任者の設置	①病院から正式に任命された肥満外科医師であること ②病院運営会議で決定権を有するメンバーであること
4．緊急時の対応	①ACLS（アメリカ心臓協会の二次救命処置）認定医師の常駐 ②指定する職種で30分以内に訪床できるスタッフの存在など
5．適切な設備や医療器具	①肥満外科手術を実施するために必要な耐荷量などを満たす設備や器具 ②それらを安全に使用するための教育を行っていること
6．外科医の腕の質と保証	肥満外科手術に専念する外科医の資格に関する資料や証明書など
7．クリニカルパスの標準化	クリニカルパスに関する詳しい事項
8．肥満外科チームメンバー	①肥満外科専属看護師など、チームメンバーが揃っていること ②チームと患者を結ぶコーディネーターを常勤で配置など
9．患者サポートグループ	すべての患者に対するサポートグループがあること
10．患者のフォローアップ	すべての患者のフォロー状況（術後5年で全患者の75％以上）とそのプロトコル等

出所：福原麻希「チーム医療を成功させる10か条―現場に学ぶチームメンバーの心得―」p.118、中山書店、2014年

う立場から患者のサポートにあたっている。第三に、すべての患者に対するサポートグループの存在がある。患者同士が社会生活のなかで抱える悩みを自主的に解決につなげることを目的としたグループであり、週2回10名程度が集まる。第四には、患者のフォローアップである。術後5年間のフォローアップが原則であり、看護師、MSW、管理栄養士が関わっている。

コーディネーターは多職種の人と人をつなぐ役割を持ち、チームの強みは安定した継続性だけではなく、患者の満足度の高さにも表れている。このケースにおけるチーム医療の評価は組織やチームの成熟度で図ると表現されており、患者を中心としたチーム力が発揮されていると考えられる。その前提として教育システムの構築が重要であると総括されている。

3　チーム医療に対する評価の視点

チーム医療を実践している医療現場の専門職は「チーム医療」に対してどのような考えをもっているのだろうか。三井（2002）の調査によれば、①医師、看護師、理学療法士、作業療法士はチーム医療のメンバーとして認識している割合が高い、②経験年数15年以上の人はあらゆる職種をチーム医療のメンバーであると考え、その重要性を認識している、③チーム医療の利点は、どの職種も共通して「患者中心の医療」であると考えている割合が高い、などの報告がみられる。専門職のチーム医療に対する高い意識や豊富な実務経験を有する医療スタッフが評価されている。その一方で、複数の専門職種間で行われるカンファレンス（異業種間カンファレンス）は、チーム医療を推進する事項として認識されているが、環境が未整備であることや現実には行えていないことが指摘されている。

また、日本慢性期医療協会が実施したアンケート調査が報告されている。①チーム医療でリーダーを担うと回答したのは、医師、看護職員が圧倒的に多いが、それ以外の職種では、管理栄養士、理学療法士、薬剤師、介護職員、社会福祉士、作業療法士、事務職員、言語聴覚士の順に多い。②病棟専従として、リハビリスタッフ、医療クラーク、薬剤師、社会福祉士の専従が多い。③病棟看護業務の効率化のために、薬剤師の薬剤管理、医療クラークへの書類管理への期待が寄せられている。このように、多職種連携の重要性とともに、専門職の関わりが安全性の確保と業務の効率化につながることを評価している。

4　チーム医療の推進を目的とした今後の課題

病院に勤務する医療専門職は30を超えるなど多岐にわたり、チーム医療を行ううえでの経営資源としての期待も大きい。しかしながら、多くの専門職を配置するだけではチームとは呼べず、多職種連携のメリットは生まれてこないといえよう。

従来型の病院組織は医師を頂点としてピラミッド型が形成された階層構造といえる。医療専門職の多くは医師の指示のもと業務を遂行するというしくみが関係していることもある。看護師をはじめ多くのメディカルスタッフは自職種の専門性を発揮し、多職種との連携を行うことにより患者中心の医療が行えるように努めている。チーム医療が安全管理や患者満足度など医療の質向上に寄与していると考えられ、その観点からは医療専門職における業務の範囲を認めていく法的な枠組みの改善が望まれる。

　また、患者が望むチーム医療とはどのようなものなのだろうか。さらにいえば、患者はチーム医療を望んでいるのだろうか。医療者側において取り組まれているチーム医療は患者・家族への理解は十分とは言い難い。患者や一般市民への広報を強化するなど多くの医療専門職の果たす役割について理解してもらうことが第一歩となる。患者側からみればカルテ開示における説明や退院後に後方施設への情報伝達や在宅における注意事項など医療者と患者側とのコーディータの役割も重要になる。診療情報管理士はカルテのプロフェッショナルとして患者・家族の理解度に応じて、わかりやすい言葉で説明することができる専門職であるといえる。医療専門職というスペシャリストとともに、ジェネラリストとして全体のバランスに配慮できる人材の活用も今後の検討課題であると考えられる。

参考文献

『医療六法（平成27年度版）』中央法規出版株式会社、2014年

「チーム医療の推進について」（チーム医療の推進に関する検討会　報告書）厚生労働省、2010年3月19日

一般社団法人日本看護学校協議会共済会＞医療事故と法律＞看護師の業務としての「診療の補助行為」についての考察、https://www.e-kango.net/safetynet/law/page32.html

北島政樹総編集『医療福祉をつなぐ関連職種連携―講義と実習にもとづく学習のすべて―』株式会社南江堂、2013年

公益財団法人日本医療機能評価機構＞事業内容＞病院機能評価事業
http://jcqhc.or.jp/works/evaluation/

日本保健医療福祉連携教育学会、http://www.jaipc.net/

新井利民「英国における専門職連携教育の展開」社会福祉学第48巻第1号、2007年

埼玉県立大学編『ＩＰＷを学ぶ－利用者中心の保健医療福祉連携』中央法規出版株式会社、2009年

公益財団法人日本医療機能評価機構＞事業内容＞病院機能評価事業＞本体審査の流れ＞評価項目＞機能種別版評価項目　一般病院1
http://jcqhc.or.jp/pdf/works/ippan1_v1.1.pdf

福原麻希『チーム医療を成功させる10か条－現場に学ぶチームメンバーの心得－』株式会社中山書店、2014年

四谷メディカルキューブ減量外科センター、http://www.mcube.jp/

三井明美ほか「医療現場における『チーム医療』の認識―アンケート調査結果から―」岡山大学医学部保健学科紀要、2002年

日本慢性期医療協会「診療の質委員会」「『チーム医療』に関するアンケート～集計結果報告～」2009年、https://jamcf.jp/enquete/090612team.pdf

篠田道子『多職種連携を高めるチームマネジメントの知識とスキル』株式会社医学書院、2011年

第7章
医療現場のケース事例

序——先駆的「実践事例」を読むために
事例1 済生会横浜市南部病院
事例2 武蔵ヶ丘病院
事例3 明石医療センター
事例4 若草第一病院
事例5 わかくさ竜間リハビリテーション病院
事例6 広島赤十字・原爆病院①
事例7 倉敷中央病院①
事例8 特定医療法人財団博愛会
事例9 倉敷中央病院②
事例10 相澤病院
事例11 深谷赤十字病院
事例12 広島赤十字・原爆病院②
事例13 H病院
事例14 東住吉森本病院
事例15 千船病院
事例16 社会医療法人若弘会
事例17 社会医療法人愛仁会
事例18 横浜市立みなと赤十字病院

第7章 医療現場のケース事例

●序──先駆的「実践事例」を読むために

「はじめに」でも説明いたしましたように、本テキストでは、医療経営士が目指す「理論と実践」を実現するために、第1章～第6章までが「理論」の解説となっており、この第7章は「実践」の先駆的な事例を示して参考にしていただくことを目的にしています。

16病院19名の方々にご協力いただき、18件のケース事例を掲載しています。19名の方々のうち、11名が病院あるいは法人等開設主体のトップマネジメントに関わっていらっしゃる方々です。9名が広島国際大学医療経営学科の卒業生、4名が国立医療・病院管理研究所（現・国立保健医療科学院）病院管理専攻科の修了生です。そして6名が日本医療・病院管理学会員、日本医療経営学会員、日本診療情報管理学会員、その他の方々です。

ケース事例を大きく分類しますと、病院全体管理にとどまらず病院外にも関連するものが7事例、病院全体管理に関連するものが7事例、事務部門管理に関連するものが2事例、看護部門管理に関連するものが2事例でした。

次にそれぞれのケース事例を解説いたします。

【事例1】済生会横浜市南部病院の「南部病院における経営改善の推進体制と取り組み手法」は、経営改善活動の理念を病院管理者から提示することによって、経営改善組織・経営企画グループ（プロジェクト方式）の設置と情報発信を行うと同時に、パブリシティーにも取り組んだ事例です。

【事例2】武蔵ヶ丘病院の「事務部主導で全部署を巻き込み継続・進化する経営改善へ」は、経営改革における3つの重点項目を①各部署のキーマンを軸にコミュニケーション、②地域医療連携を強化、③意識改革を促した事務部による経営情報の開示と明確にして実施するとともに、この取り組みを「PDCAサイクル化」した事例です。

【事例3】明石医療センターの「TQMでPDCAサイクルを回し事業計画を着実に実行」は、統合した旧国立明石病院と国立神戸病院の経営を担当することになり、法人の理念に沿って病院の事業計画を立案し、TQM活動、PDCAサイクルによって着実に実行・達成してきた事例です。

【事例4】若草第一病院の「急性期病院における地域連携課の活動」は、法人の理念にしたがった地域連携課の活動を通じて、救急患者さんの受け入れを成功させた事例です。

【事例5】わかくさ竜間リハビリテーション病院の「自院の強みを武器にシームレスな連携を展開」は、法人内外施設とのシームレスな連携をリハビリテーション職種の働きと、摂食嚥下リハビリテーションを中心に特化することによって実現した事例です。

【事例6】広島赤十字・原爆病院の「事務職員が取り組んだ周術期口腔ケア体制の構築」は、医療職種ではなく、事務職員が中心となって周術期口腔ケア体制の構築を行い、それが病院全体を巻き込んでのプロジェクトへ発展した事例です。

【事例7】倉敷中央病院の「対話型地域連携による広報『わが街健康プロジェクト。』」は、2015年に向けた対話型地域連携による「わが街健康プロジェクト。」活動、広報誌「みんなのくらちゅう」を発刊することにより、市民とともに考える地域完結型医療を目指し、共催の複数病院と

の多職種ヒューマンネットワークがこの広報活動以外の地域連携業務につながった事例です。
【事例8】特定医療法人財団博愛会の「事務中堅管理職の人材育成～運営マネジメント塾の実施～」は、研修ニーズについてアンケート調査を実施して研修での、必修の分野を「人事・労務管理」「財務管理・予算管理」「多角的視点」「コミュニケーション」と明確にして人材育成を実施するとともに、法人の理念、組織文化・風土を伝えた事例です。
【事例9】倉敷中央病院の「リフレクションビデオで仕事モティベーションを向上」は、リフレクションビデオを独自に作成して、全職員に配布して関係者が見ることによって、病院における各種業務についての相互理解、仕事に対するモティベーションの向上を図った事例です。
【事例10】相澤病院の「相澤病院における看護師と看護補助者の協働の仕組み」は、看護師と看護補助者の協働体制のための共通ミッションを策定し、看護部長によりミッションの職員間への浸透化を図り協働体制を確立した事例です。
【事例11】深谷赤十字病院の「看護師長の病床管理に焦点を当てた病棟経営」は、病棟経営の実践を担う看護師長であるキーパソンの存在により、問題の発見者と問題の共有者を増やし、問題解決の場を確立した事例です。
【事例12】広島赤十字・原爆病院の「病院情報システムを用いたビジネスインテリジェンスへの取り組み」は、全職員へ病院情報システムを通じて経営情報を開示することにより、非営利組織における情報の共有化を実現し、病院経営に対する全職員の意識改革を目指した事例です。
【事例13】H病院の「査定率、返戻率を減少させるためのDPC／PDPSにおける具体的な取り組み」は、医事課は先鋒と殿の両端を担う重要な事務組織であるとの業務理念の再認識を試みた事例です。
【事例14】東住吉森本病院の「チームメンバーの行動目標の一致で災害医療・救急医療にスムーズに対応」は、チームメンバーの行動目標を一致させることによって災害医療・救急医療体制を確立させ成功した事例です。
【事例15】千船病院の「千船病院事務部におけるリスクマネジメントの取り組み」は、医療現場が中心となっているヒヤリハット報告について、事務部門においても導入することにより、施設内のリスクマネジメントの仕組みを再構築した事例です。
【事例16】社会医療法人若弘会の「いつかはクラウン、いつかは臨床研修病院を目指して」は、法人の理念を実現するために、医療の質を担保する目的で臨床研修指定病院を目指す「プロジェクトチーム」を立ち上げ、それを実現した事例です。
【事例17】社会医療法人愛仁会の「兵庫県立病院跡地利用事業公募選定に関する事業立案」は、兵庫県立病院の跡地利用事業を自治体立病院に私的病院の理念を導入することによって、公立病院の経営に関するガバナンスを変化させ、「医療・介護の連携」「行政・民間の連携」のモデルケースを目指した事例です。
【事例18】横浜市立みなと赤十字病院の「指定管理者制度を超越した高機能病院の経営ケース」は、自治体立病院および公的医療機関の経営とガバナンスのあり方を検討し、開設主体の異なる病院を経営統合することにより、自治体立病院の組織文化を変え自治体立病院の経営の限界を超えた事例です。

事例 1 ▶ 済生会横浜市南部病院

南部病院における経営改善の推進体制と取り組み手法

社会福祉法人恩賜財団 済生会横浜市南部病院 事務局 **福島 敦**

1 病院の概要

済生会横浜市南部病院は、横浜市南部に位置し、JR根岸線の港南台駅から徒歩3分という至近距離にあり、交通アクセスは極めて恵まれている。設立は1983（昭和58）年6月で、横浜市の最初の地域中核病院として開設された（表1）。

地域中核病院は、昭和50年代に人口が急増していた横浜市が医療政策として、地域の中核的な病院の整備を方面別に進めるために、市域を7つの医療ブロックに区分し、医療施設が整った中心部を除き、6医療ブロックに順次整備を進めた病院の1つである（図1）。

その整備手法は、横浜市が土地を無償提供し、建設費の一部を助成し、運営は市が誘致した民間法人が行う、いわゆる「民設民営」による。当院は、運営主体は済生会という社会福祉法人だが、建物の持ち分を市と済生会が折半して保有する「共同建設」方式により設置された、いわば公立病院と公的病院の中間的な性質を持った病院である。

南部病院は、開院以来30年以上にわたって主に横浜市南部方面をカバーする地域中核病院として、病床数500床で、二次救急・小児救急・周産期救急等に対応する急性期医療を担う病院として、運営されている。また、地域医療支援病院・災害拠点病院としての役割を担うなど、幅広い分野での政策的医療を積極的に担っている。

表1 病院概要（2015年4月1日現在）

所在地	横浜市港南区
病床数	500床
診療科数	27科
医師数	134名（常勤）
主な特徴	災害医療拠点病院、神奈川DMAT指定病院、横浜市小児救急医療拠点病院、地域医療支援病院、神奈川県がん診療連携指定病院、横浜市産科拠点病院、横浜市小児がん連携病院、厚生労働省指定臨床研修指定病院　ほか
病床利用率	89.0%（2015年4〜12月）
平均在院日数	9.3日（2015年4〜12月）
紹介率	89.1%（2015年4〜12月）
逆紹介率	80.0%（2015年4〜12月）

事例1　済生会横浜市南部病院

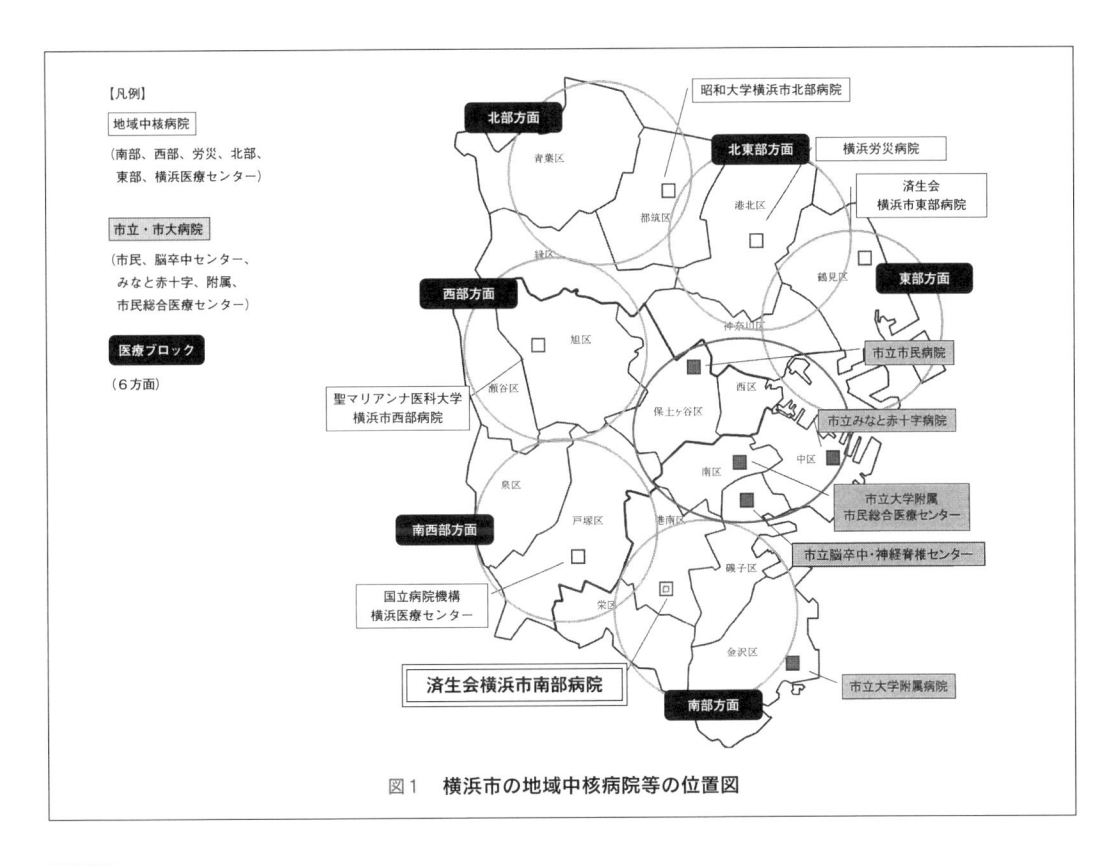

図1　横浜市の地域中核病院等の位置図

2　経営改善の推進体制とその考え方

　当院の経営改善については、事務局経営企画グループの中に設置されている経営企画課が中心的な推進組織(図2)として、毎年さまざまな「仕掛けをお膳立て」しながら、各部門が主体となって取り組みが推進されるような体制を敷いている。

　経営企画課は、経営に係る企画・調整を行う経営企画担当／経営戦略担当と広報計画・

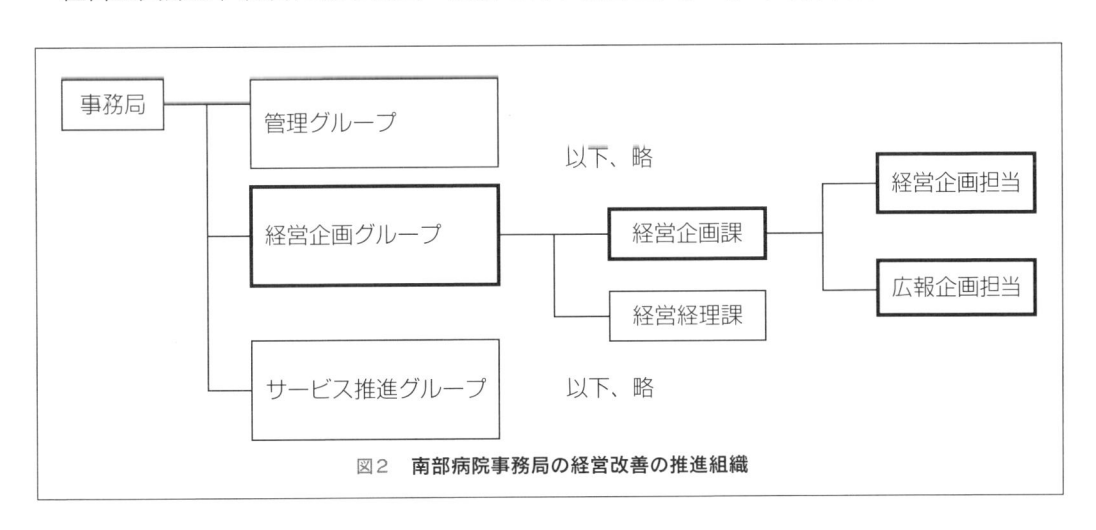

図2　南部病院事務局の経営改善の推進組織

活動を行う広報企画担当から構成されており、課長職を含めて6名の職員が配置されている。その活動は多岐にわたり、院長の方針を的確にとらえた病院の経営計画（中期計画、毎年の運営方針など）や経営戦略（経営分析・原価計算など）の総合調整やあらゆる媒体を駆使して病院の機能や活動を患者・関係医療機関・関係団体・職員に発信する広報に加えて、さらに毎月院内で開催するコンサートや構内に花苗を植える活動などを行っている。その活動の根底には、病院の地域貢献を強く意識した考え方が反映されている。

また、所管業務に広報を加えているのは、病院経営の推進にあたっては、その内容を広く関係者に発信し、十分な理解を得なければ、どんなに良い計画を策定しても「絵に描いた餅」に終わってしまいがちだからである。また、広報企画担当では、ホームページや広報紙などの媒体に加えて、「デジタルサイネージ」というネットワークに接続したディスプレイなどの電子的な表示機器を使った情報発信システムを職員向けに設置して経営に係るデータを含めたさまざまな情報を提供している。

さらには、病院が行うイベントなどは、地域メディアを中心に積極的に情報提供を行い、新聞等の報道が受け身になりがちな中で、むしろ日ごろから良好な関係を築き、PRにも一役買ってもらえるよう、パブリシティに努力している。

3 具体的な経営改善に向けた取り組み手法と実例

当院では、ここ数年、経営改善の取り組み手法の1つとして、院長からの指示のもと、その年の重要課題について、病院幹部をリーダーとする『特命プロジェクト』を設置することにより、さまざまな検討を進めている。2015（平成27）年度では9つのプロジェクト（表2）が設置され、関連する委員会と連携しながら取り組みを行っている。内容は、収入増加、支出抑制、機能推進、職場環境（体制）改善などさまざまな項目が設定されている。

これらの取り組みは、リーダーを中心に、プロジェクトに事務局を指名し、関係部署の職員が参加し、取り組みが進められる。進め方はさまざまだが、手順としては次のような流れで進められることが多いと思われる。まず、現状・課題の把握のため、院内外からデータを収集・分析し、メンバー全員の共通認識を確認する。そのうえで、メンバー全員で改善策に向けた意見を出し合う。改善策案は、幹部会議に報告され、実施に移される。

一例として、2015年度実施中の『コスト削減プロジェクト』を紹介する。

当院では、ここ3、4年業務実施体制の充実に力を入れてきた。2011（平成23）年4月1日には常勤職員が約700名であったが、4年後の2015年4月1日現在では、約900名になっており、この間約30％の増加率となっている。その結果、2011年度から2014（平成26）年度の3か年で医業費用は22.2％増加したが、一方、医業収益は17.8％の増加率に止まっており、経営は厳しい状況にある。「入るを量りて出ずるを為す」という古今の鉄則があり、病院経営にとっても念頭に入れておくべき基本的な考え方ではあるが、先行投

事例1　済生会横浜市南部病院

表2　南部病院の平成27年度特命プロジェクト一覧表

プロジェクト名	リーダー職名	事務局	主な検討項目
地域包括ケアシステムを踏まえた急性期機能の強化	副院長	地域医療連携室	協力病院・開業医・在宅医との連携深化等
放射線治療装置更新	診療顧問診療支援部長	施設用度課	更新計画の策定
手術室増室と枠の見直し	副院長	経営企画課	スペース確保方法の検討、枠の配分決定
産科拠点病院機能推進（NICU有効活用）	副院長	医事課	NICU利用率の向上方法の検討
新たな救急医療体制構築（脳疾患重点対応・当直体制見直し）	診療部長	総務課医事課	救急車お断り内容の精査と対処方法の検討
女性の働きやすい職場環境整備	看護部長	人事課	有給休暇取得率向上の検討
コスト削減（診療材料費・人件費）	副院長	施設用度課人事課	診療科別診療材料の把握と差益のチェック
医療情報システム更新	診療部長	施設用度課	更新作業計画の策定
病院再整備事業の推進	事務局長	経営企画課	建替え方法の方向性決定

資であったとはいえ、実際には十分に実践できていないのが現状である。

　そこで、2015年度は収入だけでなく、支出にもスポットを当てて、あらためて見直しを行っていこうという目的で、コスト削減プロジェクトが設置された。メンバーは、副院長をリーダーとして、医師・看護師・事務等の職員が参加し、年間削減金額は、1億3,000万円という高い目標を掲げて、取り組みを行っている。まず全職場に対して、アンケートを行い、コスト削減に係る提案を募った。結果、50部署から回答を得たが、提案内容は多岐にわたっているので、プロジェクトでは、評価基準と手順（図3）に従って各部門からの提案内容を整理し検討を行っている。

4　プロジェクト方式による課題

　紹介したプロジェクト方式については、課題もいくつかみられ、主だったものを以下にあげる。

(1)　プロジェクトでは各メンバーは職場の立場を離れて話し合うことが期待されるが、どうしても当事者である関係部署の職員の立場からの意向が強く出てしまうことが多くみられる。一方、関係部署の職員を外して検討しても実効性のない改善策が提案される恐れがある。

　したがって、この課題を乗り越えるためには、参加者は、プロジェクトの目的を絶え

第7章　医療現場のケース事例

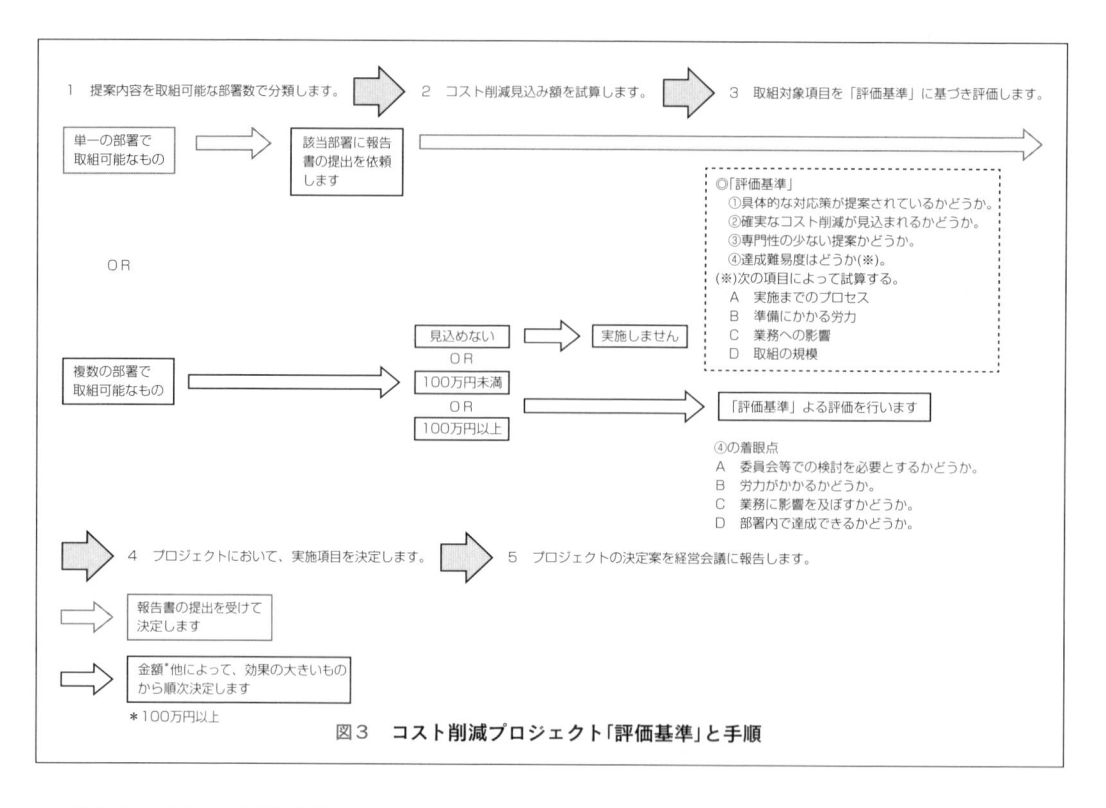

図3　コスト削減プロジェクト「評価基準」と手順

ず念頭に置き、病院全体の観点から議論することが強く求められる。一方、リーダーは、利害関係で議論が頓挫しないよう、配慮することが求められる。

(2) プロジェクトの各メンバーは、所属を代表して参加する立場にあるので、現場を離れる時間は別のスタッフが参加者の業務をカバーすることを職場内で周知しておく必要がある。プロジェクトは業務として、実施していることを所属長はミーティングなどの機会をとらえて、十分に説明しておく必要がある。

(3) プロジェクトの課題によっては、関連する委員会との連携を密にしておくことが重要となる。このことが十分確保されないと、現場が混乱するおそれがあるので、プロジェクトと委員会のメンバーの一部を重複選任しておくのも1つの方策である。

(4) (3)と符合する面もあるが、コスト削減プロジェクトのような診療に直結する診療材料を見直す場合には、同じ職種(医師)であっても理解が及ばない当該診療科の考えもあり、試験的に使用してみて問題がないかどうかのチェックを行うなど、より慎重な対応が求められる。逆に、安価同等品への切り替えを行わない場合には、当該科の主張が明確な根拠をもって説明しているかを見極める必要がある。

列挙した課題については、職員間のコミュニケーションがしっかりとれていれば解決することはそれほど困難ではないと思われる。課題およびプロジェクトの目的を参加メンバーで共有化できれば、職場横断的に経営改善を確実に進められる手法の1つだと考える。

事例2 武蔵ヶ丘病院

事務部主導で全部署を巻き込み継続・進化する経営改善へ

医療法人田中会武蔵ヶ丘病院　医事課　**中村吉宏**

1 はじめに――院長不在という経営危機に直面

　武蔵ヶ丘病院は、一般病棟（60床）、地域包括ケア病棟（40床）、回復期リハ病棟（60床）を有するケアミックス型の病院である（表1）。熊本市の東北部に位置し、周辺には入院施設を有する医療機関は少なく、無床診療所が集中している。今回の取り組みのきっかけは、2011（平成23）年に前院長の退職に伴い副院長を院長代行（管理者）とし、後任の院長就任までの院長不在という状況において暫定的に病院運営をせざるを得なくなり、医師を含む職員の離職や患者減による経営危機に直面したことであった。このような状況の中、

表1　病院概要（2015年12月現在）

所在地	熊本市北区
病床数	145床 回復期リハビリテーション病棟（60床） 一般病棟（45床） 地域包括ケア病棟（40床）
診療科数	総合診療科、循環器科、呼吸器科ほか9科
職員数	全常勤職員数：258名 全非常勤職員数：54名
病床利用率	95％（直近1年）
平均在院日数	16.7日（急性期のみ）
紹介率	45.4％

約1年後に現院長が就任した。これを機に事務部では理事長、院長とともに健全な経営、運営を目指し、自ら経営戦略を考え実践できる事務部の構築を目指すことになった。病院の将来像を考え、これに基づいて中長期計画を立案し段階的な改革を実行することで収益を改善させ、経営を安定化することができたので報告する。

2 問題究明のために新たなデータを作成し分析に着手

　取り組み前の入院収入を示す（表2）。それまでの経営指標は売り上げ、単価、患者数、在院延べ日数、稼働率などの基本的なものであった。しかし、それだけでは病院がどのく

表2 激減期の実績

病棟名		病床数	延日数	単価	収益	稼動率
一般病棟	一般病床	43床	1,032日	26,400円	27,329,000円	77.4%
	亜急性期	(内8床)				
回復期病棟		35床	930日	26,700円	27,865,000円	85.7%
介護療養病棟		48床	1,250日	15,300円	19,173,000円	83.9%
全体		126床	3,212日	22,200円	71,367,000円	82.2%

筆者作成

らい健全な状態であるか、どこに問題が潜んでいるのかを明確に判断することはできなかった。そこで、まずは経営状態を詳細に把握することから始めた。毎月のデータ項目の見直しを行い、新たにアクティビティーデータを作成し、各病棟の分析を行った。その分析結果をもとに病棟構成の再編を実施した結果、病棟の利用率の向上につながり、12.3％の増益となった。

次に法人全体の経営状況を見直した。関連の単科専門病院の病床稼働率が低く、将来的に縮小予定であったことから、稼働率が上昇し、今後の需要を見越して当院へ病床の一部を移動し、一般病棟を増床した。また、消極的であった救急外来の活性化を図るため、医局、外来の協力を取り付け、積極的に救急車の受け入れを行った。救急隊とのホットラインが確立されたことで、救急を通じての入院が増加し（特に短期入院）、4.4％の収入増となった。

3番目に行ったことは、国の施策として入院機能の分化がすすめられる中、将来の患者需要を考慮し回復期病棟の見直しを行った。回復期リハ病棟を増床し、365日リハビリを提供するためリハビリ職員も増員し体制を整えた。また、病棟を安定稼働させるためには地域連携が不可欠であるため、周辺地域の診療所や事業施設、さらに急性期病院も含めた「第1回地域連携の集い」を開催した。その場で当院の機能、役割、将来のビジョンなどを紹介することで地域連携をより強固にすることができた。結果、病床稼働率は約5％上昇し、15.2％の増収につながった。全体として経営改善実施前よりも35.2％の収益増となった。

4番目に診療報酬改定への対応を行った。当院にとって改定によるマイナス要素とプラス要素を抽出し、マイナス要素は最小限にとどめプラス要素は最大限取り入れるよう職員への勉強会を実施し、情報提供に努めた。また、病棟の稼働率のさらなる安定、向上を目的として「第2回地域連携の集い」を開催した。退院後のフォローアップ強化対策として新たに介護施設等への案内も追加し、全体的に対象施設数を増やした。

最近の取り組みとして、亜急性期病床の廃止に伴い、地域包括ケア病床を取り入れた。

さらに、回復期リハ病棟の基準については看護師を増員し、配置転換を行ったことで2から1へ変更し、専従医師を配属することで強化体制を図った（図1）。

3 成果の要因──経営改革における3つの重点項目

今回の改善が短期間で達成できたことは予想以上のものであった。一般的に改革を試みても各部門でいろいろな不平や不満、時にはマイナス思考が働き、改善が思うように進められないことが多い。当院では改革にあたって「部署間でのコミュニケーションの強化」「地域連携の強化」「事務部主導で行う経営改善へのアプローチ」の3つを重点項目とした。

（1）各部署のキーマンを軸に、部署内外の意思疎通を強化

「部署間でのコミュニケーション強化」に関しては、以前から業務改善や意識改革を目的に委員会やプロジェクトチームを設置していたが、実効が不十分であった。「この業務は私たちの仕事ではない」「○○部でやってほしい」など責任転嫁するような声が多く、意見をまとめようとすると「人が足りない」「設備が悪い」などを理由に消極的、非協力的な面が目立ち、コミュニケーションを図ることが困難な状態であった。これを打開するため院長が中心となって各部署の現場の中からキーマンとなる職員を選出し、会食することにした。食事しながら、飲みながら院長の思いを語り、お互いに意見を出し合い、キーマン同士の意思疎通を図りお互いの距離を近づけていった。さらにその関係性を部署内、部署間へと徐々に広げていくことで部署間でのコミュニケーションの強化が進み、改革、改善を実践しやすい環境が形成された。いわゆる「飲みニケーション」の手法である。

（2）「顔の見える関係づくり」を基本に地域連携を強化

また当時、当院への紹介件数が少ないことから「地域連携の強化」が喫緊の課題であった。まず、対策として紹介入院を断ることなく迅速に対応できるよう病床管理兼地域連携の専任看護師を配置した。さらに前述した地域連携の集いを地域連携室主宰で開催し、自院の現状や今後の取り組み、地域医療の将来や病院が地域連携なくしては成り立たなくなることを真摯に説明させていただいた。その後の懇親会では、それぞれの専門職同士が積極的に交流することを心がけた。いわゆる「顔の見える関係づくり」である。回を重ねるごとに参加施設、出席者も増え、地域に認知・評価されていることが実感された。

（3）意識改革を促した事務部による経営情報の開示

最後に「事務部主導で行う経営改善へのアプローチ」についてである。病院は多くの有資格者の集団であり、専門性をもった現場の意見は病院全体の経営や運営により近い立場である事務方の意見より重視される傾向にある。そのような環境で経営戦略を立案し、職員

第7章 医療現場のケース事例

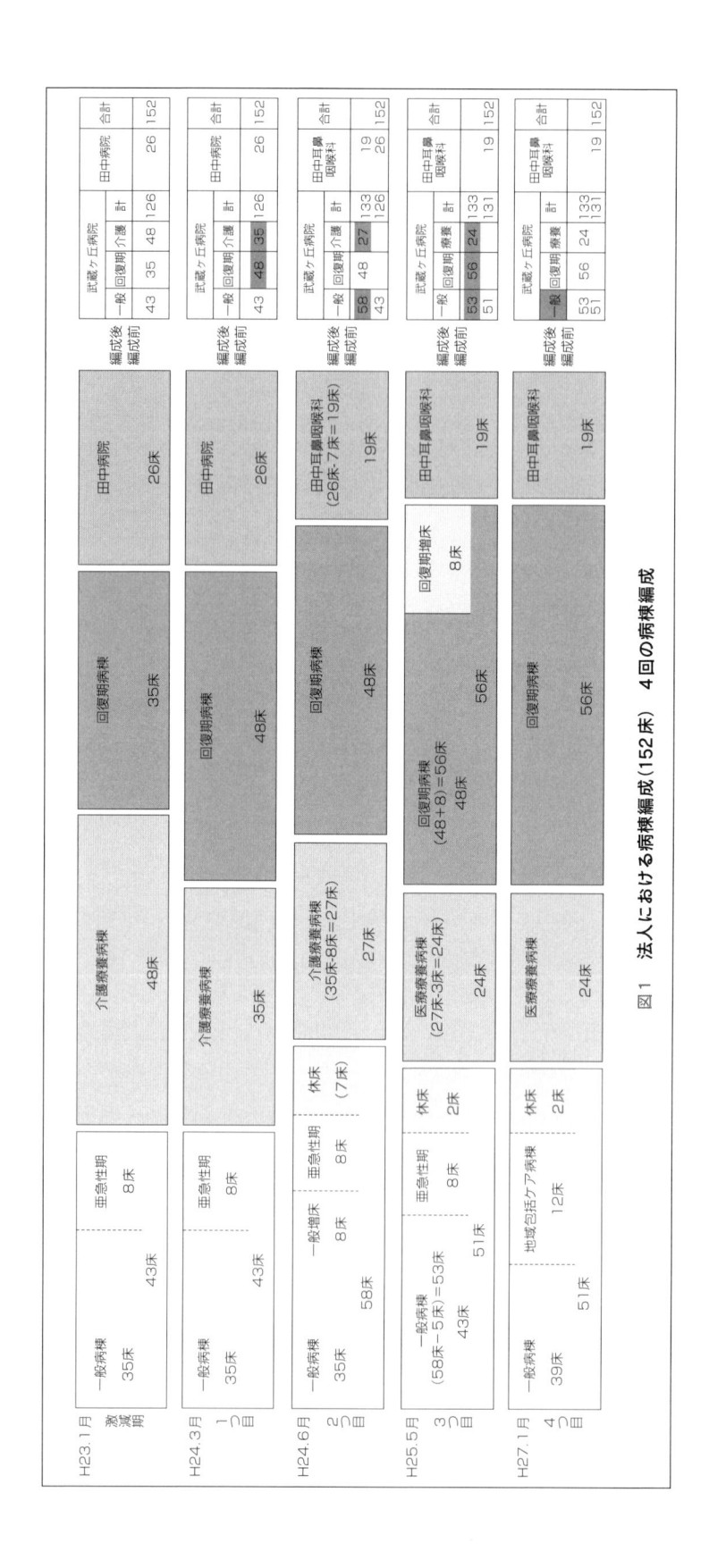

図1 法人における病棟編成（152床） 4回の病棟編成

一人ひとりにそれを浸透させることは容易ではない。医師をはじめとする有資格者の業務上の行為や使用する材料が収益に反映されるため、事務部へもれなく記載、報告を行うようお願いした。また、施設基準を取得することの重要性や取り組むことで経営の安定化、ひいては職員の給与にも反映されることを伝えた。さらに実績や種々の数字に興味をもってもらうため、予定表や連絡板に情報を随時公開し、職員の目に止まるようにした。2014(平成26)年9月からは電子カルテを導入し、電子カルテの表紙で日々更新される日報が閲覧できるようになっており、有資格職員であればいつでも病院の現状が確認できる環境となった。これにより職員の数字への抵抗は減り、数学的な思考や討論を行う人材が増え、事務部からの提案、依頼に協力する体制が形成されていった。自ら施設基準取得のための要件など事務部へ問い合わせてくる部署も現れ、増収への大きな意識改革となった。事務部自体が数字に敏感であり、職員への詳細かつ丁寧な説明、依頼を繰り返し行うことが肝要である。

4 今後の課題——PDCAサイクルでさらなる改革・改善へ

2012(平成24)年から取り組んだ経営健全化の試みは現時点では良好な結果となった。しかし、順風満帆ということではない。医療の質を担保しつつ、経営を安定させるためには物品管理、人事考課、職場環境の改善などが必要であるが、多くの分野において十分に実施できなかった面があり、前述した改善項目も完璧なものではない。事務部がこれからも継続的に提案・立案し、全部門・全職員に働きかけていくことが重要と考える。Plan(計画)→ Do(実行)→ Check(評価)→ Act(改善)の4段階を繰り返すことによって、業務を継続的に改善する手法を事務部自ら実践し、病院全体にPDCAサイクルを浸透させていきたい。

第7章　医療現場のケース事例

事例 3 ▶ 明石医療センター

TQMでPDCAサイクルを回し事業計画を着実に実行

社会医療法人愛仁会明石医療センター　事務部　庶務科　**西田伸哉**／医事科　**越智敏之**
（平成28年4月1日より社会医療法人愛仁会と合併）

1 東播磨地区における明石医療センターの役割

（1）概要

　社会医療法人愛仁会明石医療センターは病床数382床を有する急性期病院・地域医療支援病院である。兵庫県明石市に所在し、神戸市と加古川市の中間に位置する。また明石市は、加古川市や高砂市などを含めた東播磨二次医療圏域で、その圏域には数多くの医療機関があるが、急性期を担う病院の多くは県立病院・市立病院といった公的病院が占めている（図1）。

　当院は1923（大正12）年に加古川第一陸軍病院として開設され、1951（昭和26）年に国立明石病院と改称し地域医療に貢献していた。しかし、平成に入ると国立病院・療養所の再編合理化計画が進み、2001（平成13）年3月に明石市医師会立明石医療センター（急性

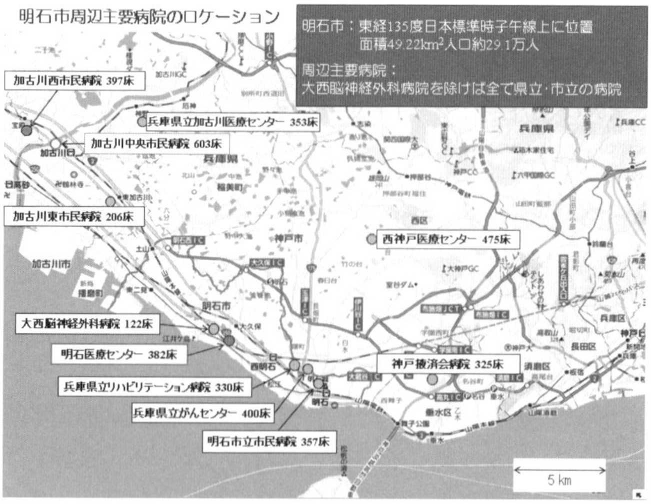

図1　明石市周辺主要病院のロケーション

期病院247床）として開設されたが、当時の建物は老朽化がひどく、すぐにでも建て替えが必要な状況であった。

そのような状況下でも臨床研修病院や7対1看護基準の取得、病院機能評価・DPC対象病院の認定を受けるなど院内のアクティビティーは高く、医師数や職員数、手術・全麻件数なども年々増加傾向を示しており、収益においても好調であった。各診療科の中堅医師が率先して牽引役となり業績が向上、2008（平成20）年に念願の建て替えが実現した。

新築オープンを機に患者数、病床利用率、手術・全麻件数はさらに増加傾向を示し、特に手術件数や分娩件数、救急受入件数、心臓カテーテル検査・治療件数において急激に増加する一方、急性期病院として病床は手術が必要な重症患者や救急患者のためにあり、外来診療はできるだけ縮小し、重症度の軽減した患者を地域の他の医療機関にお願いする方針の下、病診連携、病病連携を徹底してきた。

その結果、2009（平成21）年3月には県下3番目に地域医療支援病院の承認、2012（平成24）年4月にはDPC医療機関群Ⅱ群（2016〔平成28〕年2月現在　Ⅲ群）、兵庫県がん診療連携拠点病院に準じる病院の指定を得るなど、名実ともに地域の中核を担う病院としての当院のポジションが確立された。

このころ、247床の病床は毎日がほぼ満床状態となり、救急車を断らざるを得ない状況が相次いでいたが、兵庫県地域医療計画により、40床の病床配賦を受けるとともに近隣の消化器専門病院と合併してその95床を吸収し、2013（平成25）年に増築し382床に増床した。

一方、急性期病院としての機能向上も求められ医師等のスタッフを増員し、明石地区における、吐下血などの消化器疾患の24時間救急体制を完備し救急部門を充実、エンジン部分である手術室を拡張（4室から7室へ増室：内1室はハイブリッド手術室）、内視鏡センターの新設（6室）、検査室の拡張などを行うとともに年間1,000件を超える分娩に対応するために、LDRを3室から5室へ増設、NICU（3床）の施設基準を取得した。

この結果、直近（2015〔平成27〕年12月）では紹介率、逆紹介率ともに70％を超え、平均在院日数は10.5日、病床利用率は96.1％で月間約1,000名の新入院患者を受け入れている。高機能で超高回転の急性期病院として地域医療に貢献している。

（2）病院運営方針

全国同様、今後の東播磨二次医療圏の人口推移は減少傾向で高齢化率は上昇することが予測される。そうした中、当院が今後急性期病院としてさらに発展するためには、「選択と集中」が不可欠といえる。すでに当院では「高度急性期医療を追求する」とのビジョンが明確にされ、運営方針も示されている。特に手術室や特定集中治療室、心臓血管・不整脈センターを有する高機能フロアの強化とそれに見合うハード面の整備に加え、人材の確保・育成に努めている。また、これまで徹底してきた「断らない救急」の重要性を再確認し、設

備の拡張・人員の確保などいっそうの体制強化を図り、救急の円滑な受け入れをすることで搬送件数はさらに増加している。このように救急や入院診療に重点を置く一方で、外来診療は可能な限り簡略化を目的として、徹底した逆紹介を実施している。1日平均入院患者数367人に対して1日平均外来患者数は580人であり、この規模の病院としては外来患者数は低く抑えられている。そのほかにも、周産期医療においては産科部門と新生児部門ともに拡充すること、高齢化社会の病態の複雑化への対応、また将来的にはがんに対応すべく放射線治療などを見据え、「高度急性期医療の追求」を目指す。

2 チーム力、現場力を生成する「TQM」

　明石医療センターではチーム力、現場力を生成するツールとして、TQM(Total Quality Management)活動が挙げられる。これは当院の同系列グループ法人である社会医療法人愛仁会が実践している活動で、明石医療センターもその傘下として事業展開を行っている。そのTQM活動の内容を次に紹介する。

(1) TQM活動における2本の柱「方針管理」と「業務改善」

　TQM活動は「方針管理」と「業務改善」の2本の柱がある。方針管理とは、事業計画を組織の隅々にまで伝え、それを実行するための活動であり、トップダウン的な性格をもつ。これに対し、業務改善は施設の各部門や科レベルで業務を改善していく活動であり、ボトムアップ的な特性をもっている。事業計画には、5年をスパンとする中期事業計画と、それに基づいて定められる1年単位の事業計画がある。この事業計画を浸透させ、実行するための活動が方針管理であり、この方針管理とゆるやかに結びついている（ゆるやかなリンク）のが業務改善である。

　つまり、TQMは事業計画を着実に実行するためのツールであり、PDCAを回すドライバーの役割を担うものである（図2）。

①方針管理

　方針管理は事業計画で定められた重点施策の中から、施設単位で取り組む改善課題を重点化して実施するためのしくみであり、原則として年間活動であるが、6か月の活動も認められている。その目的は、法人および病院組織の経営を刷新し、経営の質、医療の質を向上することにある。実施においては、個人や組織の責任を明確化したうえで目標を定め、これをPDCAサイクルによって達成することを重視している。

　図3は、事業計画と方針管理の関連性を示したものである。愛仁会グループ全体の事業計画が示され、これに基づき、施設ごとに事業計画が立案される。この施設単位の事業計画に盛り込まれた目標を、部門長（副院長、部長）レベル、科長（課長）レベルの管理職がさ

事例3　明石医療センター

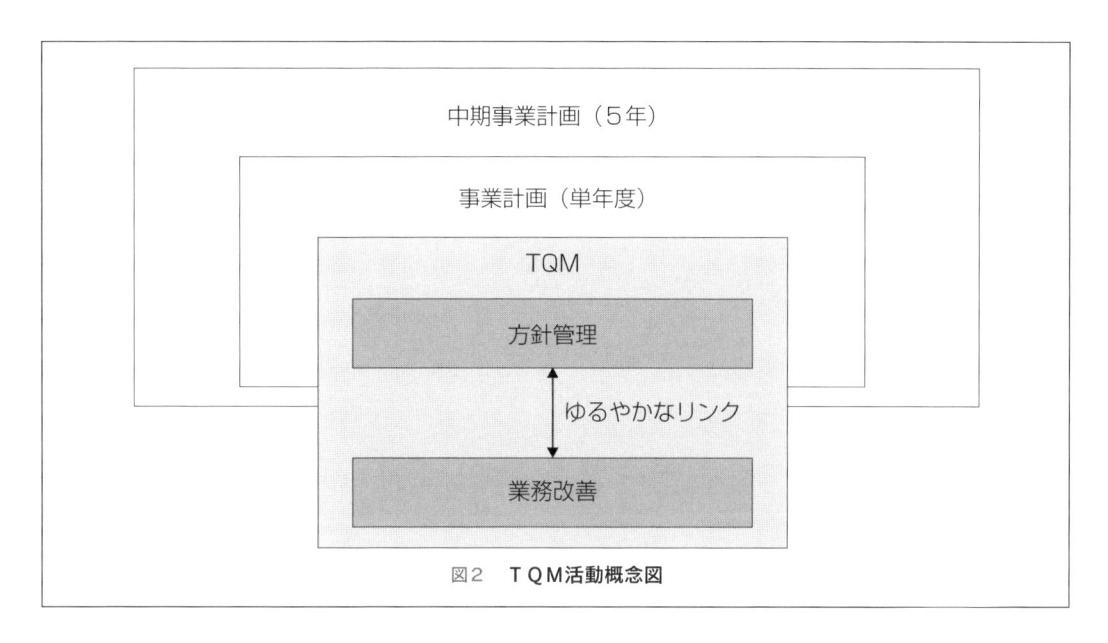

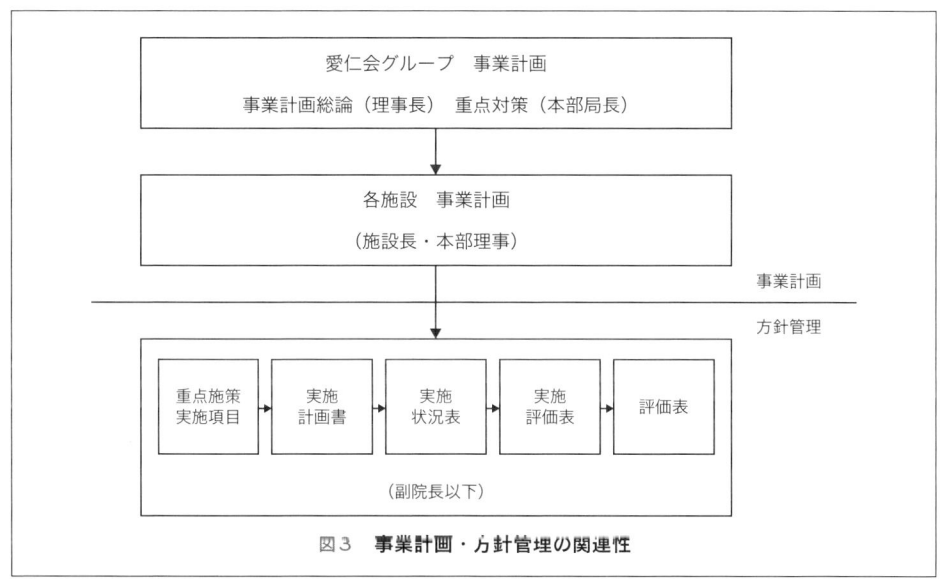

図2　ＴＱＭ活動概念図

図3　事業計画・方針管理の関連性

らにブレークダウンし、その目標を達成するための施策を各現場において実施し、評価するという流れである。各施設で方針管理を進める際には、院長の統括のもとに事務部長が実行責任者となる。

　方針管理は、法人としての重点課題、重点施策を明確にし、科長以上の管理職各々がその課題を共有し、PDCAに基づく管理のプロセス（図4）を回しながら目標必達で課題をクリアしていくものであり、また、施設における職員のベクトルを統合するだけでなく、病院から介護施設等、多施設化する法人を理念に沿い1つのベクトルに統合し、法人の進むべき道を照らすバイブルとして有効なツールとなっている。

第7章 医療現場のケース事例

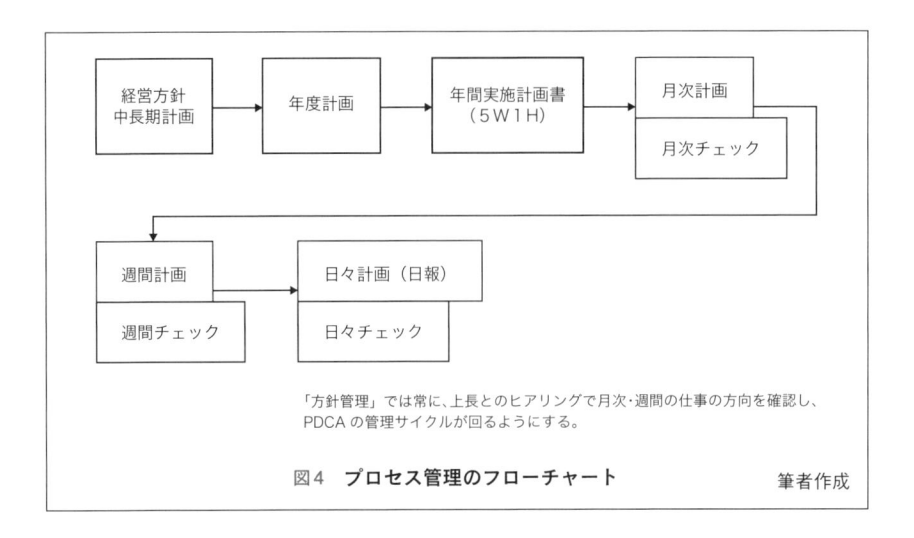

```
┌─────────┐  ┌─────┐  ┌─────────┐  ┌─────────┐
│経営方針  │→│年度 │→│年間実施 │→│月次計画 │
│中長期計画│  │計画 │  │計画書   │  ├─────────┤
└─────────┘  └─────┘  │(5W1H)   │  │月次チェック│
                      └─────────┘  └─────────┘
                          │
                          ↓
              ┌─────────┐  ┌─────────────┐
              │週間計画 │→│日々計画(日報)│
              ├─────────┤  ├─────────────┤
              │週間チェック│  │日々チェック │
              └─────────┘  └─────────────┘
```

「方針管理」では常に、上長とのヒアリングで月次・週間の仕事の方向を確認し、PDCAの管理サイクルが回るようにする。

図4　プロセス管理のフローチャート　　筆者作成

②業務改善

　業務改善の体制を示したものが図5である。各施設における業務改善の活動の方向を決定する役割を果たすのが「施設業務改善委員会」である。この委員会は、施設長、実行責任者である事務部長、看護部長、業務改善委員(業務改善コーディネーター)、および愛仁会本部TQM推進室により構成される。

　施設業務改善委員会は、業務改善チームの編成、活動テーマの選定、活動期間および活動手法の選択について承認を与え、業務改善に積極的に関与し、活動成果に対する評価を行う。愛仁会本部TQM推進室は、施設業務改善委員会と連携し、法人レベルでの業務改善を支援するとともに、医療のTQM推進協議会や財団法人日本科学技術連盟などの外部団体との連絡窓口となっている。

(2)業務改善チームの編成

　業務改善チームの編成については、いくつかのルールがある。第一に、チームは主任以下の職員数名(6～8名)で構成される。第二に、チームは原則的に単一の科(課)単位とするが、現場レベルの問題解決を積極的に推進するために、部署横断的なチーム編成が推奨されている。第三に、チーム編成は、過去の実績・経験・問題解決能力を考慮して決定する。なお、改善チームのリーダーは、原則として主任・副主任であるが、業務改善委員会が承認すれば、役職にはこだわらない。第四に、改善チームを指導するアドバイザーを選任する。アドバイザーは改善チームの活動に必ず参画し、適時アドバイスや指導を行う。なお、アドバイザーは、チームとのなれ合いを排除し、客観的視点から指導するために、直属の科(課)長以外から選ぶこともある。第五に、改善チームの編成は、業務改善委員会が承認し、運営委員会の決済によって決定する、というものである(図5)。

(3) 活動テーマ

日常業務の問題の中から、上司や部署の方針、改善の重要度、改善活動の取り組みやすさ、改善に必要な期間、改善効果の期待度などを総合的に判断して選定することになっている。改善テーマについてもアドバイザーが積極的に関与し、チーム編成と同様に、チームの問題解決能力を評価したうえで、施設業務改善委員会が承認し、運営委員会の決済によって決定する。

(4) チームの活動期間

原則として6か月である。ただし、改善すべき問題が大きく複雑である場合には、1年間の活動設定も可能である。改善活動においては、原則的にQC手法を用いることになっている。しかし、QC手法を理解し、科学的根拠に基づく活動の本質が理解されていると認められる改善チームについては、科学的手法に限って、QC手法以外の手法を用いることが許されている。

(5) コーディネーター

各施設には、業務改善委員会の選任を受けた業務改善コーディネーターが複数名置かれている。コーディネーターは、施設における業務改善推進の中心として、問題解決の理論や手法についてアドバイザーに指導や支援を行うという役割を担っている。同時に、施設での業務改善の発展のための企画を立て、施設長に提言することも求められている。

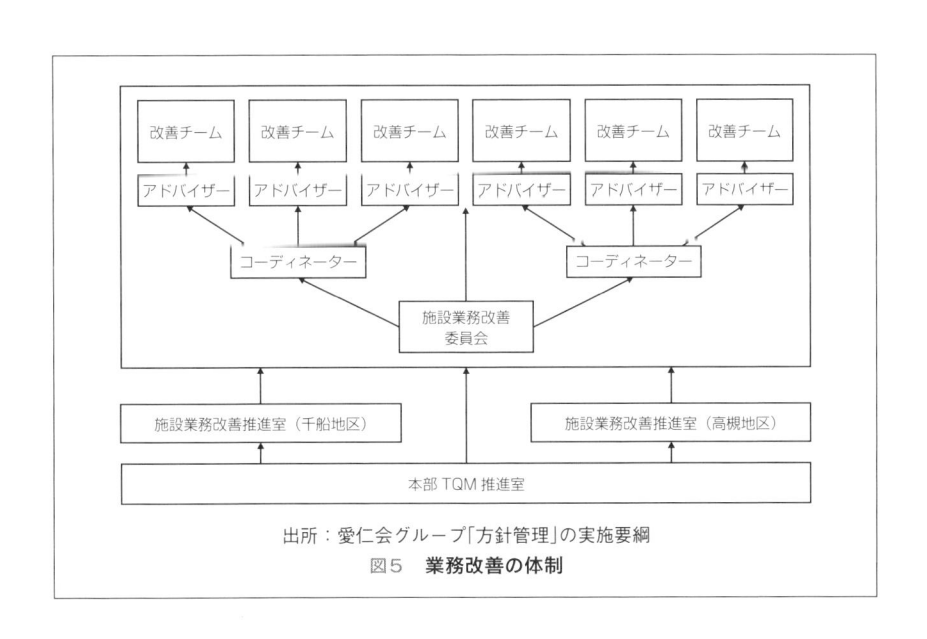

出所：愛仁会グループ「方針管理」の実施要綱

図5　業務改善の体制

事例 4 ▶ 若草第一病院

急性期病院における地域連携課の活動

社会医療法人若弘会若草第一病院　管理部　大下雅史、佐々木祐太

社会医療法人若弘会若草第一病院は、大阪府東部に位置し、東大阪市、八尾市、柏原市の3市から構成される人口約85万人の中河内医療圏に属しており、2006（平成18）年に地域医療支援病院の承認を受けた230床の急性期病院である（表1）。

1997（平成9）年より登録医制度を発足させ、地域の開業医との役割分担、すなわち"医療機能分化"に努め、2015（平成27）年12月現在、登録医数は204件である。更なる紹介患者の増加、円滑な受入れ体制の整備を目指し、地域完結型医療を推進している（図1）。

また、近年救急体制の充実化を図るため、2009（平成21）年度に救急センターを開設した。大学病院の救命救急センターより派遣された非常勤の救急専門医で編成されるER体制（平日9時～17時）を開始、同年度に救急センター長として救急専門医の常勤医師が着任し、ER体制の

表1　病院概要（2014年度データ）

所在地	大阪府東大阪市
病床数	230床（大阪府認定　特定集中治療室8床）
診療科数	20科
職員数	常勤460名（うち常勤医師50名）（平成27年4月1日現在）
主な特徴	地域医療支援病院 臨床研修病院（基幹型・協力型） 大阪府がん診療拠点病院 DPC対象病院（Ⅲ群） 脳卒中センター、内視鏡センター、救急センター
病床利用率	88.2%
平均在院日数	12.5日
紹介率	62.6%
逆紹介率	95.9%
救急搬送数	5,462件

整備、構築を行ってきた。2011（平成23）年度より脳外科の常勤医師・救急医を増員し「脳卒中ホットライン」の開設を行い、24時間365日、脳卒中症例の受入れが可能となった。救急センターで勤務する看護師についても、救急看護認定看護師、特定看護師を配置し、救急受入れ体制の整備を行ってきた。

そのなかで、地域連携課としての病診連携業務、救急受入れの支援活動について紹介する。

1 地域連携課の活動

　地域連携課は、外来受付や会計窓口を行うフロント業務、予約センターにおける地域の医療機関との病診・病病連携業務、診療情報の持参、診療体制の広報などの渉外業務を行っている。地域医療を支える登録医や、その他医療機関と連携し、地域住民にとってより良い医療を提供できるよう、地域の窓口として業務に取り組んでいる。本稿では、登録医や院内の連携業務について紹介する。

(1) 顔の見える関係の構築に向けた活動

　地域連携課では、地域の医療機関、施設と顔の見える関係を構築するために、紹介患者の診療情報提供書や広報誌は、郵送せず直接持参している。その際、各登録医へ患者の経過や、今後の治療方針等の情報を伝えることができるよう、事前に紹介入院患者情報をデータベースで確認し、主治医と担当ソーシャルワーカーから情報を収集している。また、情報提供や広報だけではなく、当院に対する要望をうかがい、業務改善に向けた取り組みも行っている。

　その他に、登録医との症例検討・意見交換を目的とした「オープンカンファレンス」や、病院職員が講師を担当し、地域住民の健康保持に寄与することを目的とした「健康教室」、地域全体の医療従事者の資質向上を目的とした「地域医療支援病院研修会」などの企画・運営を行い、緊密な地域医療連携につながるよう努めている。

(2) 連携相談窓口としての業務内容

　登録医からの検査・診察申し込みは、地域連携課への直通電話で予約が可能であり、迅速に予約票を作成し、紹介元の医療機関へFAXにて送付している。

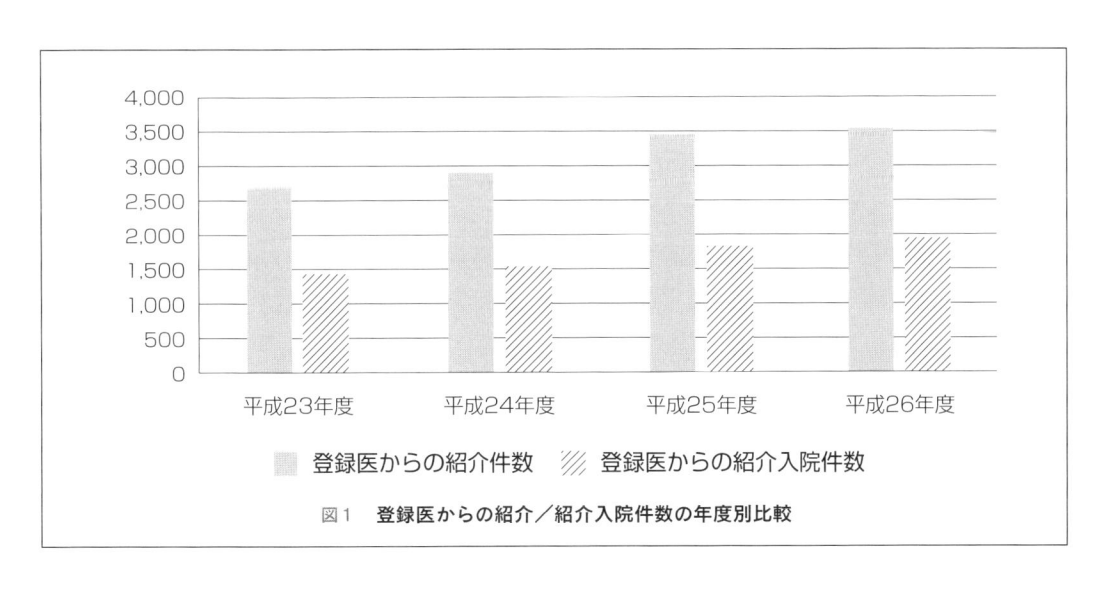

図1　登録医からの紹介／紹介入院件数の年度別比較

また、医療機関からの緊急を要する症例の相談窓口として、救急担当医と受入れの調整を行っている。内視鏡検査や、手術などの専門的な処置を要する可能性がある場合は、事前に各専門医・部署へ情報伝達を行い、緊急時の迅速な対応につなげている。当院で対応できない症例は、他医療機関へ連絡を取り、外来受診予約の申し込みや入院依頼を行っている。

　逆紹介の相談窓口としては、患者の希望や、住所・ADL等の基本情報を収集し、逆紹介先の方針を考慮したうえで紹介をしている。その際、地域連携課で作成した登録医紹介用のリーフレットを患者へ渡し、案内している。

(3)ベッドコントロール業務

　地域連携課では、予定入院・退院の情報を、院内ネットワーク上で各部署と共有し、その情報と現状の空床状況を日々定時にアップし、各関連部署に情報発信を行っている。病床選定時には、年齢、性別、病名等に加え、ADL、既往歴の情報を収集し、病態に応じた対応を行っている。また、他医療機関からの紹介や救急搬送で入院を要する患者についても、事前に得た情報をもとに、円滑な受入れができるよう、病棟課長と連携を図り、依頼時より病床選定を行っている。

2 地域連携課(救急支援係)としての活動

　2009(平成21)年の救急センター開設と同時に、救急に特化した事務として「救急支援係」が設置された。救急支援係では、消防署への渉外活動、救急に関するデータ管理等、救急受入れの支援を行っている。2009年度より、救急受入れ件数は増加し、2014(平成26)年度は5,462件であった(図2)。ここでは、当係が行っている救急受入れの支援活動

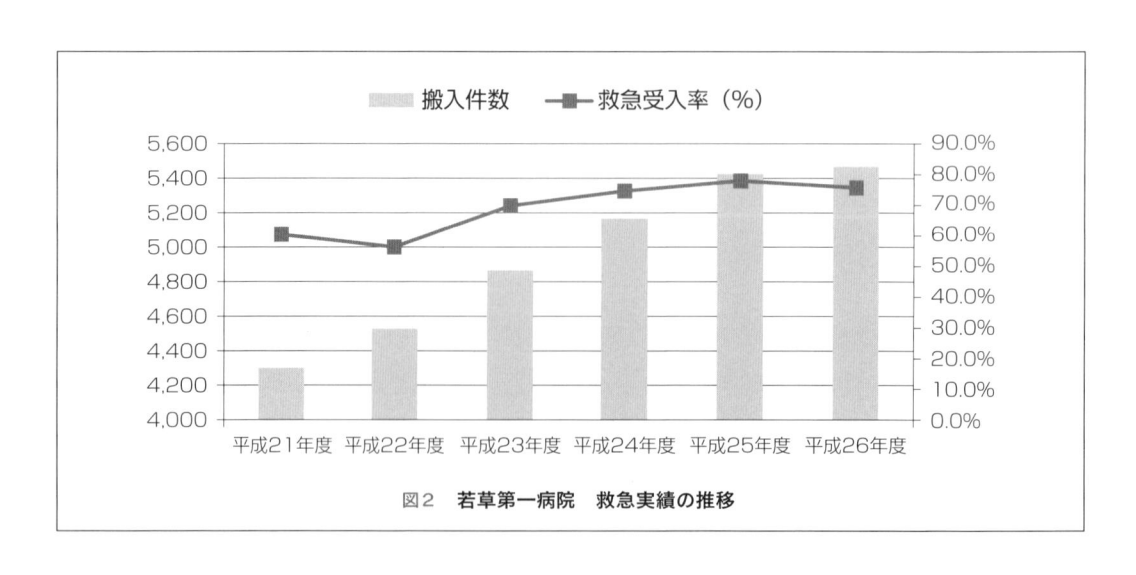

図2　若草第一病院　救急実績の推移

について紹介したい。

(1) 救急センターとの連携

　救急支援係は、救急センターに常駐しており、迅速な救急受入れと診療の支援が主な業務である。受診歴のある患者に関しては、救急車到着前より既往歴等の情報を医師に報告を行い、初来院の患者に対しても、救急搬入と同時にかかりつけ医の確認や、診療情報の依頼を行っている。その他、入院の指示に備えて該当診療科の病室の調整や、複数の救急搬入患者対応時には患者移動等も行い、新たな患者の受入れ体制を整えるなどの支援を行っている。

　また、救急に関するデータの管理も行っており、「日時」「曜日」「救急隊」「診療科・医師」「拒否理由」「救急収容場所(郵便番号)」「病名(ICD10)」等で、検索可能なデータベースを作成している。このデータベースにより、あらゆる条件での件数等を算出し、医師の救急に関する多様な要望に対応することが可能となり、各委員会・会議等に提出する資料や、医師・看護師をはじめとする救急チームのモチベーションの向上につながる資料を作成している。

　また、救急センター内でのミーティング等にも積極的に参加し、必要な医学知識等を学んでいる。その一方で、救急支援係からは、救急センターのスタッフに対し、診療報酬で請求可能な加算や、診療材料の償還・非償還等の情報を伝えている。また、救急受入れ件数や受入れ率等の実績の掲示を行い、救急センターに向けて発信し、業績指標と目標値を意識してもらい、救急受入れ件数の向上につなげている。これらの活動とあわせて、救急に関わる職員とのコミュニケーションを十分にとることで、スムーズに業務が行えるように、働きかけている。

(2) 消防署との連携

　救急支援係では、消防・救急隊への渉外活動を担当し、消防署へ定期的な訪問を行い、救急隊と顔の見える関係を構築するよう心がけている。訪問の際には、最近の出動傾向等の情報収集や、救急隊からの意見・要望等の確認、"CPA蘇生後"等の特殊な症例がある場合は予後の報告等を行っている。また、救急隊来院時にも、訪問時と同様に積極的なコミュニケーションをとることに努めている。収集した意見・要望等の情報は、事務局長、院長に報告し、救急委員会や経営会議で、今後の改善に向けた検討を行っている。

　年に1回、当院で実施されている救急隊員による症例発表会や、救急隊に向けた気管挿管実習、ACLS大阪二次救命処置研修等を通じて、当院のさまざまな部署の職員と顔の見える関係の構築に向けた活動を行っている。

（3）登録医との連携

　当院は、2014（平成26）年度に在宅療養後方支援病院の施設基準を取得した。地域連携課では、退院後に安心して在宅生活が過ごせるように、登録医と連携した患者支援を行っている。

　ソーシャルワーカーとの連携で、在宅医療を必要、希望している入院患者の情報を収集し、開業医への在宅医療の打診や調整を行っている。その際に、緊急時に当院での入院を希望される患者には、登録医より「在宅医療・介護カード」を発行している。

　また、訪問を通じて3か月に1度、診療情報を更新し、緊急時には当院が救急受入れを行うこととしている。

　がん患者に対しても、安心して在宅療養が続けられるよう、緩和ケアチームとの連携で「Ｐカード」[1]を発行している。「在宅医療・介護カード」と同様に、緊急時は当院で必ず受入れを行うこととしている。

　在宅医療・介護カードやＰカードを有する患者を必ず受入れるために、救急センターに「在宅医療・介護カード／Ｐカード　患者一覧」を設置している。それぞれの患者の診療録には、受入れ時の緊急対応（処置）の指示が記載されており、救急要請時や当院来院時に、「在宅医療・介護カード」の存在や「Ｐカード」を提示することで、当院での救急対応が迅速に行えるよう取り組んでいる。

3 今後の課題と展望

　今後の課題として、地域医療支援病院にとって登録医からの紹介患者は"特別な顧客"であることを、病院職員に再認識してもらうことである。それに加え、地域連携課の業務の見直しや整備が必要だと考える。

　登録医との更なる連携強化という面では、地域医療連携ネットワークシステムの構築があげられる。紹介患者データベースや診察・検査予約の空き状況などの情報を共有し、予約申し込み時間の短縮や円滑な受入れの調整を図り、常に最新の情報を相互で確認ができる効率の良い医療連携につなげていきたい。

　救急においても今以上に渉外を強化し、近隣の医療機関や救急発生状況などの情報を分析し、需要に応じた救急診療体制を構築する必要がある。

　今後も、さまざまな取り組みを通じて地域との信頼関係を更に深め、地域医療に貢献したい。

---

[1] Palliative：緩和

事例5 ▶ わかくさ竜間リハビリテーション病院

自院の強みを武器に シームレスな連携を展開

社会医療法人若弘会わかくさ竜間リハビリテーション病院　健康情報室　**森本好恭**

1 摂食嚥下リハなどを中心に存在感を示す

社会医療法人若弘会わかくさ竜間リハビリテーション病院は、大阪府大東市の生駒山の中腹に位置し、病床数500床を有する療養型病院である（表1）。当院では、大阪府の北河内医療圏（大東市・四條畷市・門真市・守口市・寝屋川市・交野市・枚方市）、中河内医療圏（東大阪市・八尾市・柏原市）、大阪市医療圏（大阪市）にある医療機関からの紹介入院が多い。また、大阪府と奈良県の県境に位置することもあり、奈良県下からも15〜20％の入院がある。

表1　病院概要（2014年度データ）

所在地	大阪府大東市
病床数	500床 医療保険病床418床 介護保険病床82床
診療科数	内科、リハビリテーション科、歯科、放射線科、皮膚科
病床利用率	94.9％
紹介率	65.4％
逆紹介率	80.0％

法人内の関連施設としては、急性期病院、クリニック、介護老人保健施設、在宅部門等がある。その中で、当院は、「病気や障害を持つ患者さんの社会復帰・在宅復帰ができるように専門職員がチームで支援します」を病院の使命（2015年度）としている。

当院の強みは、なんといってもリハビリテーションである。療法士は、理学療法士（PT）36名、作業療法士（OT）22名、言語聴覚士（ST）22名配置し、365日充実したリハビリテーションを実施している。特に、摂食嚥下リハはどの医療機関にも引けを取らない。STや管理栄養士の他、歯科医師、歯科衛生士ともチームを結成し、改善に努めている（表2）。

第7章　医療現場のケース事例

表2　食事摂取可能率

入院時	退院時	平成25年度	平成26年度
経口で食べていなかった方	3食とも安全*に食べられるようになった	45% (19/42)	44% (17/39)
	1食以上安全*に食べられるようになった	69% (29/42)	67% (26/39)
1口くらいは食べていた方	3食すべて口から食べられるようになった	65% (17/26)	75% (9/12)
嚥下食を食べていた方	安全に普通食を食べられるようになった	72% (23/32)	65% (22/34)

＊安全：誤嚥による肺炎をおこさない状態

わかくさ竜間リハビリテーション病院作成

2　他医療機関とのシームレスな連携

(1) 急性期病院との連携

①法人内連携

　当院の病床機能の内訳は、回復期リハビリテーション病棟96床／2病棟、療養病棟322床／7病棟、介護療養病棟82床／2病棟を有している。入院患者の紹介先としては、入院患者数の約5割を法人内の急性期病院から受け入れている。急性期病院へ骨折、頭部外傷、脳卒中等で入院された患者さんに対して、脳外カンファレンスや病棟訪問等を行うことにより、地域連携課職員はもちろん、入退院調整看護師、療法士など多職種で入院前からかかわりスムーズな受け入れを行っている。

②法人外連携

　法人外からの受け入れについては、約2〜3割を地域の主軸である急性期病院から受け、残りはその他の医療機関・施設等からの紹介となっている。当院では、全患者さんまたはご家族と入院前に面談や病院見学を実施している。ご家族が遠方で来院できない場合には、電話での相談や入院されている病院へ訪問し、病院の説明等を実施している。その際も地域連携課の職員だけでなく、必要に応じて他の職員で訪問を行い、入院後の療養に向けた患者さんの負担の軽減や情報収集を行っている。

(2) 後方施設との連携

　退院先として法人内には、介護老人保健施設や在宅部門等がある。病状が安定され自宅退院が可能な患者さんで、家庭の事情等ですぐに自宅へ戻ることができない場合には、併

設の介護老人保健施設をご利用いただき、リハビリ職員同士の連携を密にして、維持期リハへと継続的なリハビリ支援を行い、在宅復帰につなげている。

3 シームレスな受け入れに向けての各職種の役割

①療法士の役割

　法人内には、100名以上の療法士がおり、当院で経験を積んだ療法士が、急性期病院や介護老人保健施設にローテーションで配属される。そのため、急性期病院で早期に質の高いリハビリテーションが実施できるため、病状回復も早く、スムーズに回復期リハへと移行できる。

　当院では、療法課というPT、OT、STを課長とするチームが3課あり、課員はPT、OT、ST混成でチームを編成している。受け持つ患者さんをチームで情報共有し、リハビリ成果を確認しながら、3職種が柔軟に対応して、個人にあったリハビリテーションを提供。また、教育担当課長の指導によりさまざまな症例検討に取り組み、リハビリの質の向上に力を注いでいる。

　教育担当課長を含む4名の療法課長が週2回持ち回りで法人内の急性期病院を訪問して、患者さんのリハビリの進捗状況を把握し情報共有している。実際に患者さんの状態を確認することで、退院後すぐに患者さんに適したシームレスなリハビリテーションを計画・実行できている。

②地域連携課の役割

　地域連携課では、週1回、地域の主軸である急性期病院を訪問し、顔と顔の見える関係を意識し、転院に向けて協力関係を築いている。多くの患者さんは、急な入院で費用を心配されることが多い。最近では身寄りのない患者さんも増えており、必要に応じて患者さんの転院に向けての不安を取り除けるよう、相談員が患者さんやご家族と面談を行っている。社会的資源についての情報提供など事務的な支援も欠かせない。

③その他事務系職員の役割

　当院への入院が決定した患者さんで、地域連携課が行う患者さんやご家族との面談時に入院費について困られている場合には、地域連携課だけでなく、医療情報課（医事課）、健康相談課（ソーシャルワーカー）、管理部やその他複数の部署で情報共有を行っている。患者さんの入院予定期間から概算費用を医療情報課で計算し、健康相談課で社会資源の情報提供を行う。患者さんやご家族がすぐに行政機関等との手続きができない場合には、必要に応じて代行で手続きを行う。少しでも安心して治療やリハビリを受けていただくため、事務系の職員もチームとして支援している。

事例 6 ▶ 広島赤十字・原爆病院①

事務職員が取り組んだ周術期口腔ケア体制の構築

日本赤十字社広島赤十字・原爆病院　相談役　西田節子

1　進まぬ医科歯科連携に、地域医療連携課と医事課が協同介入

　当院の前身である日本赤十字社広島支部病院は1939（昭和14）年に設立。1956（昭和31）年には、世界で初の原爆被曝者医療の専門病院である広島原爆病院が敷地内に併設され、1988（昭和63）年の改築を期にこれら2つの病院を統合し、広島赤十字・原爆病院と名称を変え現在に至っている（表1）。

　血液疾患の患者が多い当院では、その治療の特殊性から20年以上前から化学療法治療前の血液内科の患者と、ICU入院患者に対して口腔ケアを実施していたが、2011（平成23）年8月の「歯科口腔保健の推進に関する法律」の施行に合わせ、医療の質向上のために不可欠な周術期口腔ケアの取り組みを、多忙な診療科に任せるのではなく、地域医療連携課と医事課が介入することで、スムーズな医科歯科連携システムを構築することに成功した。

表1　病院概要（2014年度データ）

所在地	広島市中区
病床数	一般病床598床
診療科数	26科
職員数	1,143名（非常勤職員を含む）
主な特徴	地域医療支援病院 外国医師・外国歯科医師臨床修練指定病院 災害拠点病院（地域災害医療センター） 血液・腫瘍治療センター、肝臓センター 臨床研修指定病院（医科、歯科） 地域がん診療連携拠点病院 原子力放射能障害対策研究所（付帯事業施設）
病床利用率	86.0%
平均在院日数	13.8日（全数）
紹介率	57.2%
逆紹介率	117.3%

　取り組みに先立ち、医科歯科連携が進まない理由の調査を目的に、医師、看護師、メディカルクラークおよび事務職員などのヒアリングを実施した。その結果、どの職種からも、①歯科口腔外科紹介の院内手続きが煩雑である、②自分たちでは必要なスクリーニングができない、③紹介先歯科医院の情報がない、等の意見が出た。

　そこで、①の解消には医事課の協力を得て院内紹介方法の効率化・省力化を図ることに

した。これまでの院内他科紹介は、紹介元による電子カルテシステムを使った医師の院内紹介状作成が必須であったが、この紹介状に関しては紙の使用を許可し、医事課で専用用紙「周術期口腔ケア依頼書」を作成することとした。この依頼書には、患者氏名、ID、診療科、主治医、病名、該当する処置内容（全身麻酔下での手術・化学療法・放射線療法）を選び、手術などの開始予定日を必ず記載することとした。患者はこの用紙を持って直接歯科口腔外科のブロック受付に行けば、初診受付での受診に必要な手続きが不要となった。さらに紹介依頼用紙への記載は、医師の指示があれば看護師やメディカルクラークも行えるようにした。

②のスクリーニングができないという問題に対しては、対象になるすべての患者を歯科口腔外科で診察することにした。入院が至近の口腔ケアを必要とする患者に対しては、当院の歯科口腔外科で実施することとし、入院まで時間がある患者については、かかりつけ歯科または広島県歯科医師会の実施している周術期口腔ケアの研修を修了されている近隣歯科医院を紹介することにした。

また、この院外紹介に当たっては、依頼を受けた地域医療連携課が予約取得などの事務手続きを行うこととし、多忙な現場に負担をかけないようにした。

③の歯科医院の情報がないという意見に対しては、当院と連携を行っている歯科を含む医療機関の所在地を示すマップを作成し、院内掲示を行うとともに、紹介先医療機関のリーフレットを作成し、院内すべての診察室に配布した（図1、図2）。

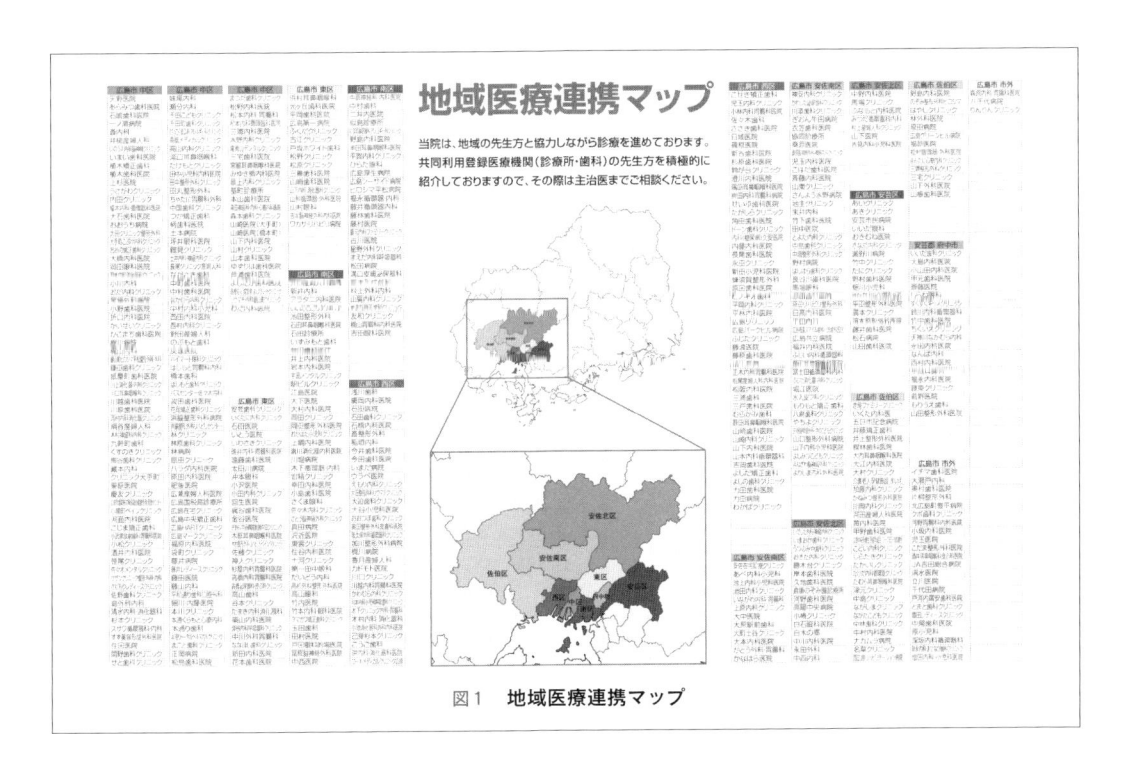

図1　地域医療連携マップ

図2　かかりつけ医MAP

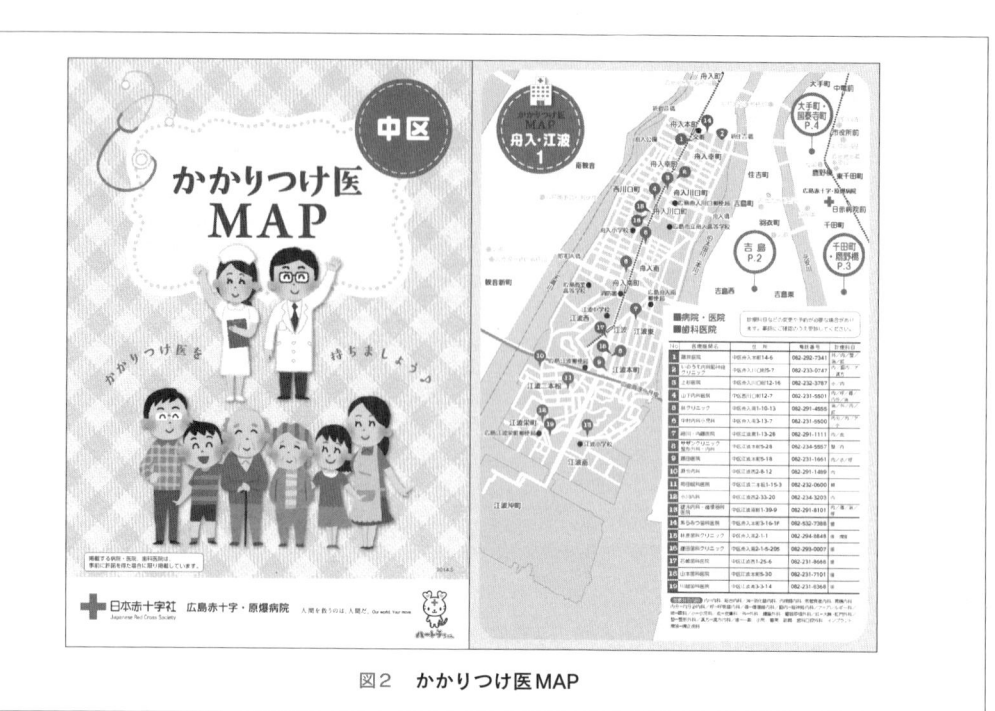

2　病院全体を巻き込んでのプロジェクトへ発展

　また、実施体制の明確化と院内周知を図るために、ポータルサイトで院内インフォメーションを行ったうえで、各診療科に対しては、周術期口腔ケアのメリットを示した文献を用意して、個別に説明を行い理解と協力をお願いした。メディカルスタッフ、メディカルクラーク、および医事課等の事務職員に対しては、集合研修を行った。その結果、2013（平成25）年以降の院内における周術期口腔機能管理計画策定件数および各処置等に係る管理料算定件数や手術前後の管理料算定件数および専門的口腔衛生処置の件数は年々増加している（図3、図4）。

　なお、周術期口腔ケアの実施件数は直近の2015（平成27）年4月から11月までの8か月間では、各科からの紹介のうち23％を地域の歯科診療所へ逆紹介を行っていた。その数字は決して多くはないが、紹介元の科別を見ると、整形外科が32％と一番多く、次いで血液内科が24％であり、整形外科の周術期患者の多くは、来院後短期間で手術となることや、歩行困難な症例が多いことなどから、当院でのケアの対象にならざるを得ないと考えられた。また、血液内科の患者については、これまで当院歯科口腔外科が口腔ケアを実施してきたことや、症状の変化が激しいこともあり、外部の歯科診療所へ逆紹介できるケースは少ないと考えられた。

　しかし、これまで周術期の患者を、口腔ケアのために歯科口腔外科に紹介するという概

事例6　広島赤十字・原爆病院①

念があまりなかった院内スタッフに、医事課および地域連携課が協同して、病院全体を巻き込んだプロジェクトを進め、院内に周知されたことでNSTなどの活動にも良い影響を与えることができると考える。

		4月	5月	6月	7月	8月	9月	10月	11月	12月	1月	2月	3月	合計
周術期口腔機能管理料(1)（手術前）	H24年度	-	0	0	0	0	1	0	2	3	0	0	0	6
	H25年度	2	7	11	15	14	4	4	7	4	14	8	8	98
	H26年度	3	7	5	12	9	7	12	9	5	11	9	8	97
	H27年度	4	4	11	9	11	4	5	6	3	13			70
周術期口腔機能管理料(1)（手術後）	H24年度	-	0	2	0	0	0	1	0	2	1	2	9	17
	H25年度	21	17	17	15	32	27	26	8	10	19	8	22	222
	H26年度	15	15	7	13	29	23	24	12	17	20	13	26	214
	H27年度	17	10	12	12	26	17	17	16	27	14			168
周術期口腔機能管理料(2)（手術前）	H24年度	-	3	1	0	0	0	1	0	5	2	11	19	42
	H25年度	18	14	10	24	22	16	18	23	22	12	23	20	222
	H26年度	26	11	25	25	23	25	22	27	21	25	36	35	301
	H27年度	28	19	41	25	28	37	25	43	26	33			305
周術期口腔機能管理料(2)（手術後）	H24年度	-	0	0	0	0	0	0	0	1	7	3	32	43
	H25年度	27	17	16	27	37	34	20	0	27	10	20	27	282
	H26年度	29	11	27	28	32	28	30	31	24	16	35	39	330
	H27年度	33	16	30	29	27	31	15	35	33	22			271
周術期口腔機能管理料(3)	H24年度	-	3	28	41	44	32	44	52	44	50	38	37	413
	H25年度	40	50	37	45	40	37	37	48	43	38	42	46	503
	H26年度	49	57	51	39	41	48	49	44	44	52	37	42	553
	H27年度	39	42	27	33	41	42	36	31	30	26			347
周術期口腔機能管理計画策定料	H24年度	-	7	27	28	22	22	25	22	25	19	22	27	246
	H25年度	36	39	28	37	31	23	42	46	32	43	26	33	416
	H26年度	44	35	38	37	34	41	43	46	26	47	47	42	480
	H27年度	46	38	48	35	42	51	47	50	33	62			452
周術期専門的口腔衛生処置	H24年度	-	0	0	0	0	0	0	0	1	0	0	29	30
	H25年度	31	21	16	31	38	34	27	34	41	21	33	40	367
	H26年度	46	17	41	44	40	43	40	46	35	38	60	60	510
	H27年度	50	30	63	49	45	57	35	70	42	47			488

図3　周術期口腔ケア年度別件数（H24～H27年度）

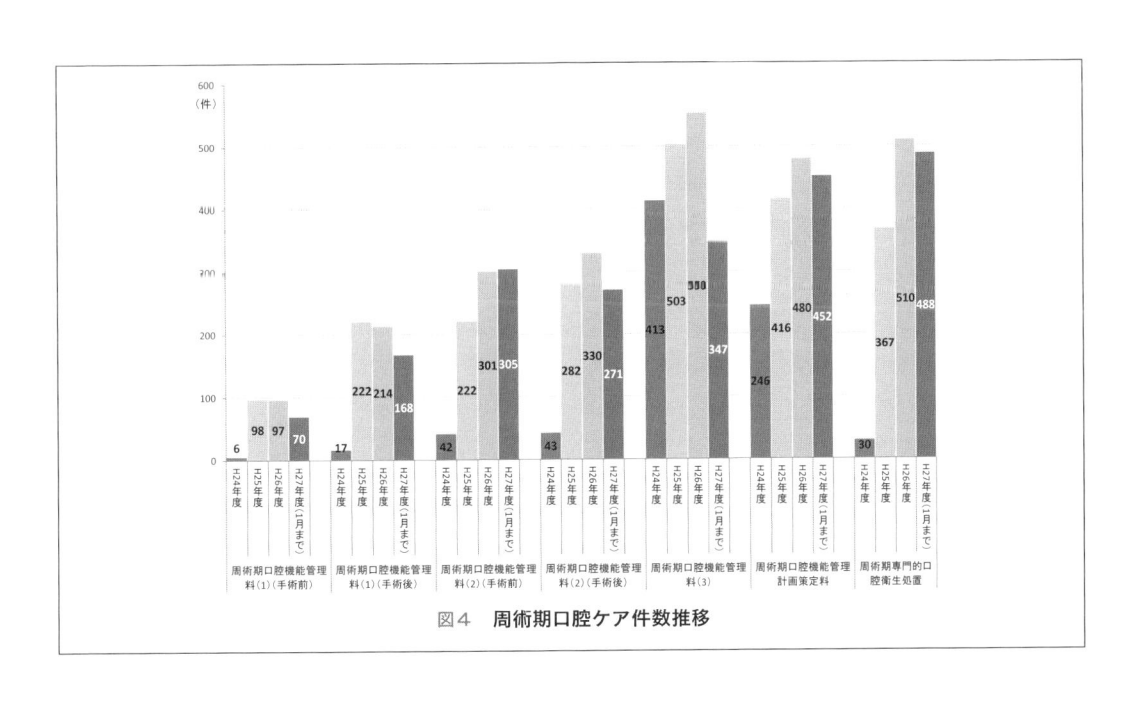

図4　周術期口腔ケア件数推移

事例 7 ▶ 倉敷中央病院①

対話型地域連携による広報「わが街健康プロジェクト。」

公益財団法人大原記念倉敷中央医療機構倉敷中央病院　地域医療連携・広報部　十河浩史

1 対話型広報を行うために重要なのはメンバーの選定

当院は、1923（大正12）年、倉敷紡績株式会社社長の大原孫三郎によって創設された。1949（昭和24）年に総合病院として認定され、地域における急性期基幹病院として地域住民および地域医療機関に強く支持を受け、現在に至っている（表1）。

国の政策方針もあり、2000（平成12）年頃から地域連携による機能分化に従い、自己完結型医療から地域完結型医療が推進されるようになった。

第1フェーズ（2000年～）では、紹介率による医師同士の診療情報提供書（いわゆる紹介状）を介した連携が図られ、第2フェーズ（2006〔平成18〕年～）では、紹介率による紹介加算の廃止と地域連携パスの推進。また、看護師、ソーシャルワーカーによる地域連携への参加が行われ、第3フェーズ（2008年～）では、ケアマネジャーを加えた地域包括ケアと地域の医療体制を地域市民が参加して共に考える、といったステージへ変化・移行している。

しかし今後、病院経営において大きな収入増は見込めず、消費増税により支出はさらに増えて収支は厳しく、新たに人員を追加投入することは難しいのはどの医療機関も同じで

表1　病院概要（2014〔平成26〕年度データ）*

所在地	岡山県倉敷市
病床数	1,161床（一般1,151床、第2種感染症10床）
診療科数	35科
職員数	2,930名（平成27年1月1日現在）
病床利用率	92.5％
平均在院日数	12.2日
紹介率	72.3％
逆紹介率	108.6％
新入院患者数	30,270人／年
入院1日平均患者数	1,074人（退院患者数を含む）
外来1日平均患者数	2,786人
救急患者数	63,885人／年
救急車受入数	9,409件／年
手術件数	12,622件／年

*データは、平成27年4月に出た年度の数字で平成27年1月にまとめたもの（1-12月）

事例7　倉敷中央病院①

ある。そんな中でも社会情勢は変化しており、2025（平成37）年問題の前に、2015（平成27）年をどう迎えるかが、地域連携関係者の課題であり、時代の要請であった。

まず、2011（平成23）年より機能分化を伝える広報誌として『みんなのくらちゅう』を発行し（図1、図2）、地域連携を広報することを開始した。2012（平成24）年に市民と「当院と倉敷の街づくり」についてディスカッションの場があり、コミュニケーションの不足を感じ、中期計画に「地域に開かれた病院」が課題として加えられた。

具体的には、対話型の広報を行うためにメンバーの選定が重要である。地域連携の基礎

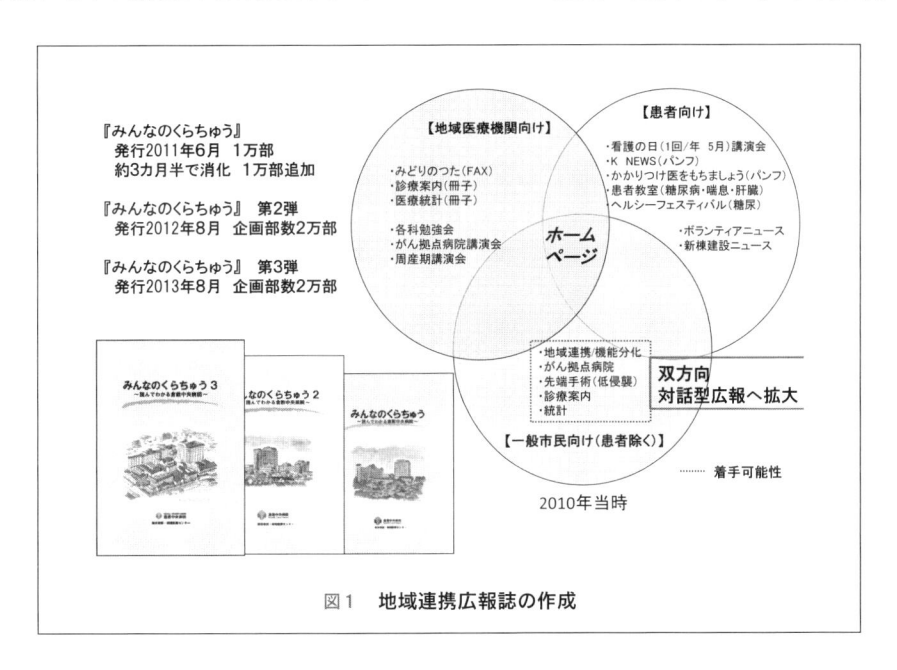

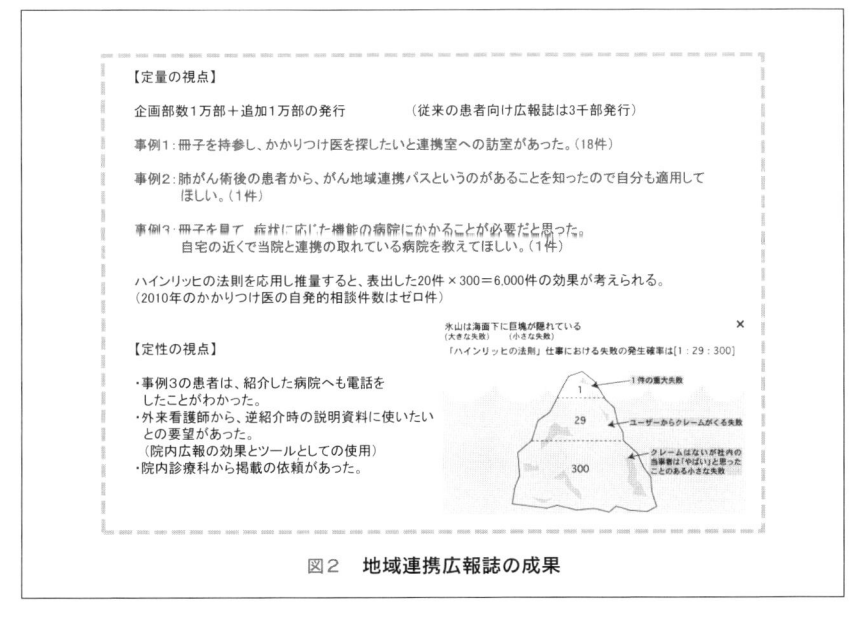

図1　地域連携広報誌の作成

図2　地域連携広報誌の成果

を学び、自己で作り上げるという楽しさを経験した職員を中心に、連携室5名、広報室2名と毎週のミーティングを実施した。開催頻度は既存業務に流されないようにすること、また次回のミーティングで答えを出す課題設定と自分の意見を持ち寄ることとした。準備期間は約8か月で、第1回目の講演会開催を目標とし、従来業務に加え新たな業務が発生することを厭わない気持ちの摺り合わせと200人規模の講演会をどう継続して参加してもらえるかの構想づくりを行った。市民との関係性づくりには、NHKの番組「プロフェッショナルの流儀」(2009〔平成21〕年1月13日放映)に登場した診療所医師・中村伸一先生のビデオをみんなで視聴した。

このビデオでは、村に1人しかいない医師が、患者の訴える初期症状から判断した病気が実は違っていて、悪化後に本当の病気が判明した。しかし患者の家族は医師を責めることなく、むしろ医師を気遣ったというエピソードで、市民と医療従事者が「お互いさま」といえる良好な関係を築くことを目標設定としてみんなで行った。

広報を開始する際のコンセプトとして、立ち位置や言葉のニュアンスを意思統一することが重要である。活動自体を想像しやすい名称にし、参加者であるサポーターを医療提供者が育成するのではなく、課題を共有し一緒に考える仲間を増やしたいというスタンスを意見交換して作り上げた。

2 市民とともに考える地域完結型医療

対話型広報の「わが街健康プロジェクト。」(図3)は、地域完結型医療を市民とともに考える活動である。そのため1病院で単独開催するのではなく、回復期や維持期の病院と連

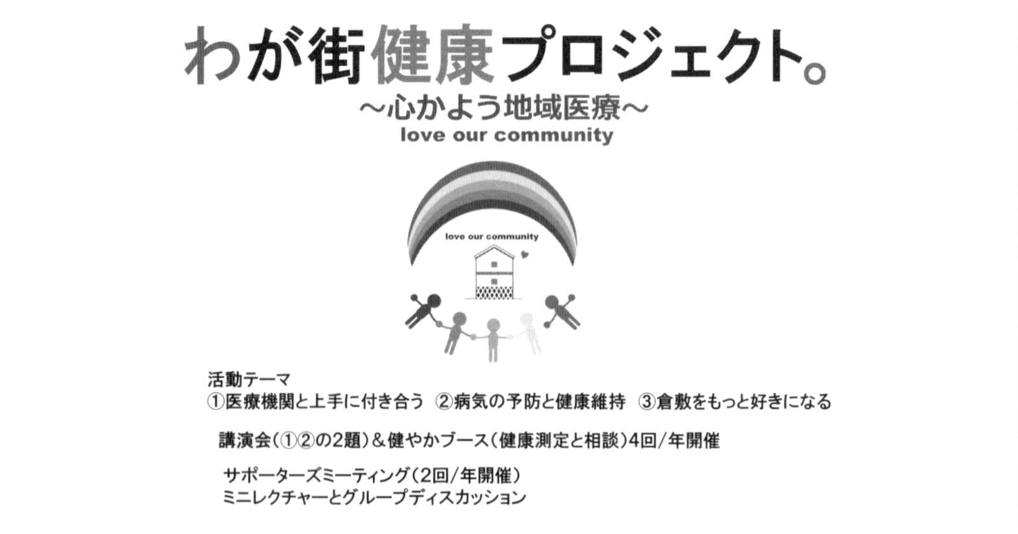

わが街健康プロジェクト。
～心かよう地域医療～
love our community

活動テーマ
①医療機関と上手に付き合う ②病気の予防と健康維持 ③倉敷をもっと好きになる
講演会(①②の2題)&健やかブース(健康測定と相談)4回/年開催
サポーターズミーティング(2回/年開催)
ミニレクチャーとグループディスカッション

図3 対話型広報「わが街健康プロジェクト。」概要

携し共催することとした。しかし、これまで他の組織と一緒に仕事をした経験をもつメンバーはなく、当初は互いに距離感が埋められずにいた。しばらくして運営組織をカテゴリーごとに分化し、当職員がそれぞれのカテゴリーの役割を担うことで、統合することとした。

　地域連携の業務は1つ始まると中と外の組織に対して仕事が発生するので、仕事が倍になる。したがって仕事を楽しめないと継続できない。しかし、自ら考え作った運営のフレームワークを実践する楽しさを経験し、共催の複数病院との多職種ヒューマンネットワークはこの広報活動以外の地域連携業務につながり、参加者からの反応が仕事の成果としてダイレクトに感じられるという良さがある。また、共催病院からもこの取り組みがサードプレイス（コミュニティライフの"アンカー"ともなるべきところで、より創造的な交流が生まれる場所）として有効であるといわれている。まったく職場と違う方向性の趣味の場ではなく、職場に近接した領域であることが、仕事モティベーションの向上となっているのではと考えている。

事例 8 ▶ 特定医療法人財団博愛会

事務中堅管理職の人材育成
～運営マネジメント塾の実施～

特定医療法人財団博愛会　法人事務局　江崎芳弘

　当法人は、福岡市内で病院(表1)・介護老人保健施設・健診センター・在宅ケアセンターなどを複合的に展開しており、職員数は約560名である。事業の拡大に伴い、これまで事務管理職候補としての中途採用や看護・介護職など事務以外の専門技術職からも積極的に事務管理職への職種転換・登用を行ってきた。

　職種転換による複線型の人事制度を取り入れ、各施設の事務長（事務管理者）はローテーションにしていることで、それぞれの経験や専門分野を活かし、活気ある職場づくりに大きく貢献している。しかし、その一方で知識や経験がないことには積極的に関与しようとしないといった組織にとっての弊害も生じてきた。これを打開するために事務中堅管理職の計画的な能力開発と体系的な人材育成を目的に、「運営マネジメント塾」をスタートさせた。

表1　基幹病院概要

所在地	福岡市中央区笹丘1丁目28番25号
病床数	145床
診療科目	内科、整形外科、リハビリテーション科ほか7科
主な特徴	博愛会病院と老健センターささおかが1つの敷地内にある都市型複合 日本医療機能評価認定施設 マンモグラフィ検診施設画像認定 各種検診精密検査実施機関（胃がん・大腸がん他） 日本病態栄養学会認定栄養管理・NST実施施設

1　実践的な年間カリキュラムの作成

　運営マネジメント塾は、各施設で働く事務主任から課長・次長クラスまでの事務管理職約25名によって構成されている。受講者の中には看護師や相談員、介護支援専門員等からの職種転換で事務職の経験がほとんどない職員もいた。そのため開講にあたりマネジメントスキルとして身につけてほしい項目を15分野あげ、得意分野および不得意分野を把握するためのアンケート調査を実施した（図1）。

図1　業務に関する得意・不得意分野

得意分野
・接遇
・医療・介護制度
・総務・物品管理

不得意分野
・財務・経理
・人事・労務管理
・予算管理
・ITシステム

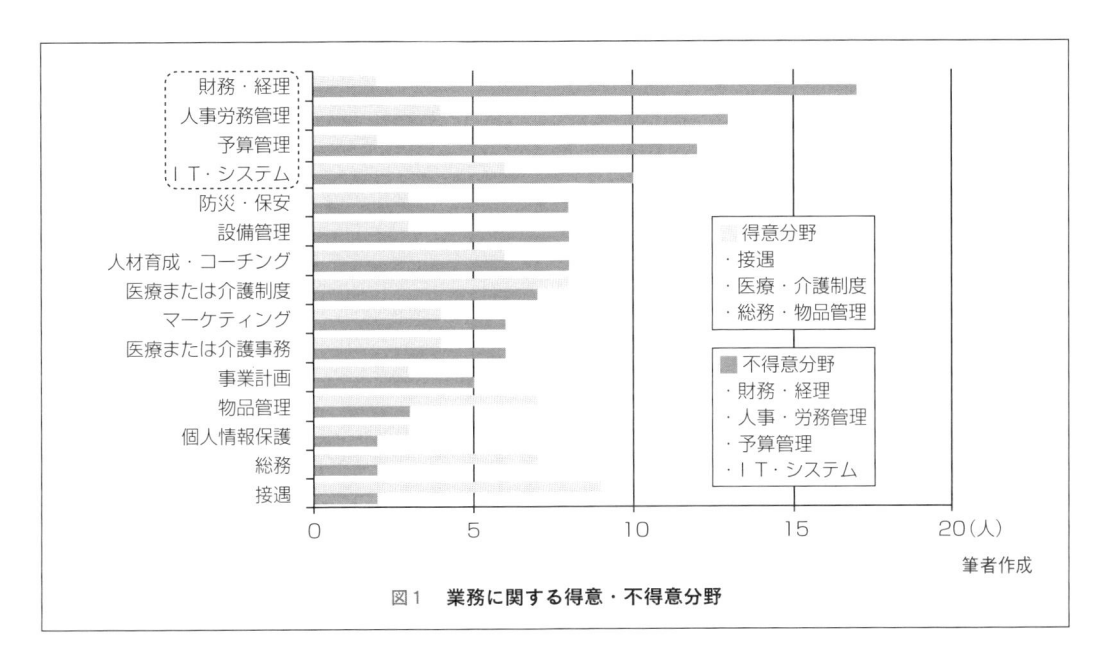

　得意分野については、現場を経験している職員が多いため「接遇」「医療・介護制度」とする職員が目立った。反面、不得意分野については、「財務・経理」「人事・労務管理」「予算管理」「ITシステム」が上位を占め、「ヒト・モノ・カネ・情報」という経営資源の4要素のうちの3つ、「お金」と「人」「システム」の知識や経験について課題を抱えている現状が明らかになった。この結果を踏まえ、年間カリキュラムを組むこととした（表2）。

2　運用上のポイント

　今回、職種転換者が多いことや保健・医療・介護と複数の施設の役職者が一堂に会して受講することを踏まえ、次の3つの点を重視した。
　①「人事・労務管理」「財務・予算管理」という事務管理職にとって必須の知識の理解・習得に努めること
　②これまでの経験や知識からだけではなく、多角的な視点から経営を考える力を養うこと
　③普段、なかなか接する機会の少ない他施設の役職者同士のコミュニケーションを活性化させること
　1年間で基礎的な水準から実践レベルの水準に引き上げるために、講師はあえて法人内の経験豊富な管理職および一部外部の専門の方にお願いし、わかりやすくかつ現場ですぐに役に立つような具体的な事例などを多用しながら実施するようにした。また、お互いの経験や悩みを共有し合う場として、宿泊合宿研修も取り入れた。

表2　運営マネジメント塾　年間カリキュラム

開催月	テーマ	講師
5月	組織への思いとビジョン	理事長
6月	人事・労務管理①　・就業規則 ・労働時間管理、休職の取扱い	総務・人事部次長
7月	人事・労務管理②　・健康安全 ・労災・メンタルヘルスケアへの対応	総務・人事部次長
8月	人事・労務管理③　・未然に防ぐセクハラ・パワハラ ・各事業所におけるリスク管理	顧問社会保険労務士
9月	経営・財務管理の基礎知識・バランスシートとキャッシュフロー	財務部長
10月	実践！経営管理・予算の立て方と収支実績分析	病院事務部長
11月・12月	合宿研修（1泊2日） ・人事労務研修「実践、よくわかる就業規則〜懲戒編〜」 ・グループワーク研修「実践、成長企業に学ぶ」 ・チームマネジメント研修「望ましいリーダーとは」	教育研修室長 法人事務局長他
1月	物品・施設管理・購入交渉術、メンテナンス計画	総務・SPD課長
2月	・コーチングの実践的活用 ・コーチングスキルの磨き方院内	コーチングスタッフ

筆者作成

3　実際の現場での実例を参考にした研修内容

　たとえば、職員の健康管理については、職場における長時間残業を防ぐためのチェック体制や、所属長や産業医との面談体制の仕組みなどについて実例を交えて説明した。また、長期休職者が自分の部署に復職する場合の留意点やリハビリ出勤制度の活用方法、復帰プログラムの具体的な立て方など職場復帰支援フローチャートをもとに研修した。

　さらに、顧問社労士から受講者にセクハラ意識チェックを実施し、具体的に留意すべき言動を明示してもらった。セクハラ・パワハラにより法人に生じるリスクや未然に防ぐためのポイントも教示された。この内容は受講者に非常に好評だったことと、法人全体としても認識が甘いと感じていたところだったので、後日、法人内で「男性職員のためのセクハラ・パワハラ防止講座」を別途開催した。

4　宿泊研修におけるポイント

　1泊2日の宿泊研修は、クイズ形式を取り入れたり、DVDを活用した研修を実施したことで非常に盛り上がり、参加者の満足度も高かった。

　たとえば、「実践！よくわかる就業規則〜懲戒編〜」では、普段なじみのない懲戒処分の

捉え方や処分対象となるケース・ならないケースをクイズ形式で出題した。万が一、処分に該当するようなケースが発生した場合に管理職としてやるべきことなどを、クイズ番組でお馴染みの早押しボタンによるクイズ方式にして楽しめるチーム対抗戦にした(図２)。また、多角的な視点で経営を考える力を養うという観点から、医療とは異なる業種で、成長著しいコーヒーチェーンの企業紹介DVDを全員で鑑賞し、この企業の「強いところ」「弱いところ」「マーケット環境」などをSWOT分析し、グループワーキングした。

さらに、法人の理事長からは創業時の理念やこれまでの歴史、保健・医療・介護への熱い思いが語られ、膝を突き合わせて夜遅くまで交流が続いた。

5　1年間の研修を終えて

1年間の研修終了後、受講者にアンケートを実施した。研修内容については、「知らない知識や苦手分野の知識を習得することができた」という意見が約7割を占めたことから推測すると、一定の研修効果があったものと考える。

しかし、「研修で学んだことを活かせていますか」という質問に対しては、「活かせている、半分くらいは活かせている」と約7割が回答した一方で、約3割の職員は「あまり活かせていない」との回答だった(図３)。

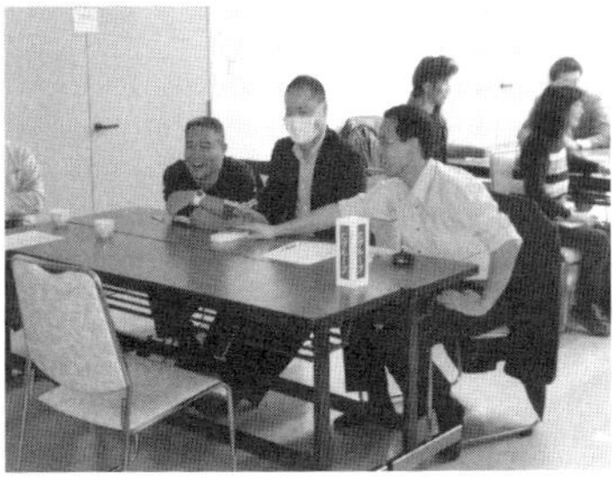

特に、「財務・予算管理」については、勉強にはなったが非常に難しかったという意見が多かった。財務･予算管理の仕組みを知るきっかけにはなったが、十分な理解にまでは至っておらず、もっと基本的な研修から検討していく必要があると感じ、翌年以降に新たな勉

第８問

入院中の患者さんの容態を近所の人が心配していたので、差し障りのない範囲で教えてあげた。

Answer

①なる　②ならない

懲戒になるケースとは？

業務上知り得た個人情報を財団外部に漏らした時（退職後も同様）。

難しいテーマも、
「馴染みやすく分かりやすく」説明

未然に防ぐセクハラ・パワハラ

<セクハラ意識チェック>

		はい	いいえ
1	お茶は、女性にいれてもらったほうがおいしいと思う。		
2	女性を愛称やちゃん付けで呼ぶのは問題ない。		
3	男性が小さなことでくよくよするのはみっともない。		
4	男性は結婚して一人前だと思う。		
5	職場に若い女性がいると華やいでよい。		
6	酒の席で女性が触られたとしても、多少のことは大目に見るべきだ。		
7	肩をもんであげるのはスキンシップのうち。		
8	女性の「ノー」は「イエス」の場合もある。		
9	女性に隙があるからセクシャルハラスメントを受けるのだと思う。		
10	セクシャルハラスメントに敏感になりすぎると日常のコミュニケーションがぎすぎすしたものになると思う。		

～大阪府：職場のセクシャルハラスメント防止マニュアル

筆者作成

図２　苦手との回答が多かった「人事労務管理」「財務・予算管理」

第7章 医療現場のケース事例

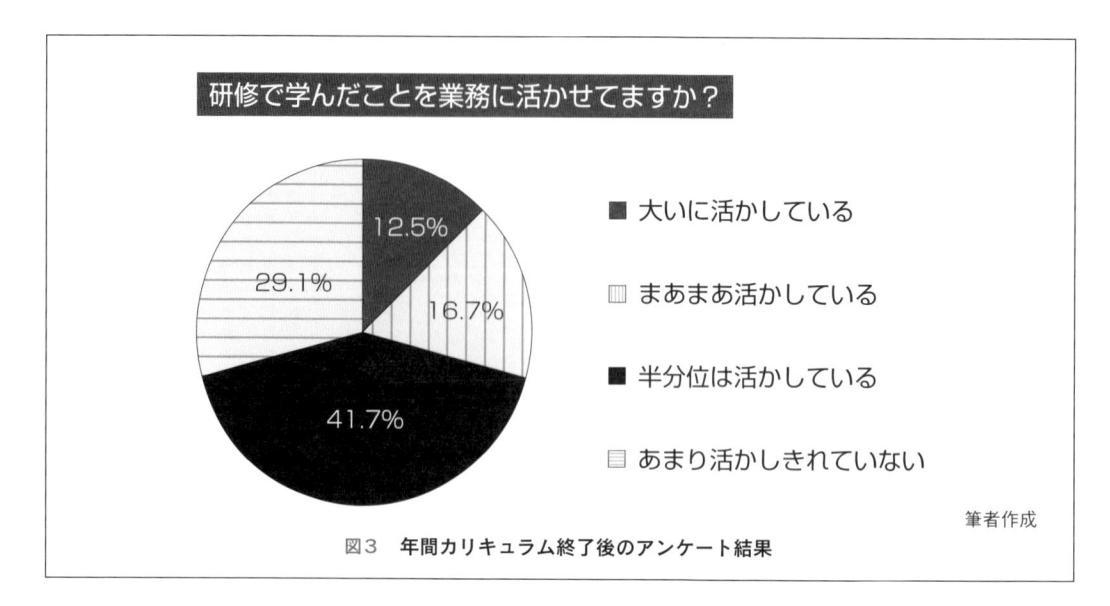

研修で学んだことを業務に活かせてますか？

- 大いに活かしている 12.5%
- まあまあ活かしている 16.7%
- 半分位は活かしている 41.7%
- あまり活かしきれていない 29.1%

筆者作成
図3　年間カリキュラム終了後のアンケート結果

強会を立ち上げた。

受講者の声としては、

①自分のウィークポイントを掴むことができ、何を学べばよいかがより明確になった。

②医療職から事務職に転換になり不安を感じていたが、職場の事例を踏まえた話が中心でわかりやすく理解できた。

③日常業務では一緒に仕事ができないスタッフと交流ができ、仕事の幅を広げていくうえで役に立った。

④一般企業や他業種を学ぶことも参考になり、人のつながりの大切さをあらためて強く感じた。

と運営マネジメント塾を受講して良かったという意見が多く聞かれた。

6　次世代に向けた人材育成を目指して

今回の研修は、専門技術職から事務管理職への職種転換者の教育を中心に、マネジメント職に求められるスキルを幅広く習得することを目的として実施した。

その結果、

- 事前に得意・不得意分野の調査を行って研修カリキュラムを組んだことで、ポイントを絞った研修となり、理解度を高めることができた。
- 一般企業の経営分析などの研修も取り入れたことで、本来のマネジメント職という幅広い視点から物事を考えられるようになった。
- 普段、別々の施設で仕事を行い交流の機会もあまりなかった事務管理職が、お互いの悩みを共有し話し合う機会が持てたことで、コミュニケーションの活性化とチーム

表3　専門技術職から、積極的に事務管理職へ職種転換

施設・部門	現職	主な資格等
病院	事務部長	薬剤師
健診センター・人間ドック	マネージャー	看護師
健診センター・人間ドック	事務次長	システムエンジニア
介護老人保健施設	事務管理者	精神保健福祉士・社会福祉士・介護支援専門員
在宅支援センター	事務管理者	介護福祉士・介護支援専門員
デイサービスセンター	事務管理者	社会福祉士・介護福祉士・介護支援専門員
法人事務局	局長	社会保険労務士・介護支援専門員
法人事務局	SPD課次長	社会福祉主事・介護支援専門員

ワークの向上につながった。

その後、この研修を受講した精神保健福祉士は介護老人保健施設の事務管理者になり、今では外部で他施設の介護職員対象のコーチングセミナーの講師も務めるなど活躍している(表3)。

また、当法人は医療機関としては初めてとなる日本政策投資銀行による健康経営格付[*1]を取得することができたが、その際にもこの塾で研修した事務管理職メンバーが力を発揮するなど着実に成長している。

---

*1　独自の評価システムをもとに、従業員の健康配慮への取り組みに優れた企業を評価・選定し、その評価に応じて融資条件を設定するという「健康経営格付」の専門手法を導入した世界で初めての融資メニュー(日本政策投資銀行ホームページより)

第7章 医療現場のケース事例

事例9 ▶ 倉敷中央病院②

リフレクションビデオで仕事モティベーションを向上

公益財団法人大原記念倉敷中央医療機構倉敷中央病院　地域医療連携・広報部　十河浩史

1 業務に前向きに取り組むためには、内的モティベーションの自覚が重要

　業務の経験年数が少ない、あるいはマネジメント志向の弱い職員が現場を担うことも多いと推測される。経験年数に関しては、新卒からの採用者もいれば、中途採用で他の業界における経験年数はあるものの病院（医療）経験が短い者もいるだろう。一般に新卒者の場合、学生から社会人になる際に生じるリアリティショック（思い描いていた仕事や職場環境のイメージと、実際とのギャップに衝撃を受け、不安や幻滅、喪失感などを強め、ときに離職にいたる）の経験から社会に慣れ、業務に前向きに取り組めるようになるまで約3年かかるといわれている。中途採用者の場合も即戦力となる基礎的な社会経験といった部分もあるが、新卒者同様にショックが存在していると考えられる。例えば同じ業種であっても組織によって文化や処理工程の担当範囲が違うことは多い。そんな実情の中で力を発揮してもらうにはどうしたらいいのか。

　それには内的モティベーションの自覚が重要である。仕事の本質には必ず社会的な意義と各個人が満足を感じるトリガー（引き金、きっかけ）が存在する。元々もつ内的モティベーションを自己確認し、経験の積み重ねによって強さを形成していくことが理想であるが、現実には難しい場合が多い。

2 現場と顧客が輝く瞬間が組織のミッションにつながる

　そこで、仕事モティベーションの形成や継続に効果があるのが、リフレクション（内省）という振り返りである。部署内のメンバー同士で話し合うという方法もあるが、さらに効果的なのが、音と映像によるビデオ（DVD）を用いた方法である。職員から仕事でうれしかったこと、やりがいを感じた瞬間、顧客からの感謝の言葉、隣接する他組織からの評価を集め映像化する。これは、現場と顧客が輝く瞬間が組織のミッションにつながり、聴覚と視覚により強いインパクトを与えるからである。

　ヤマト運輸の中堅社員研修で使われるビデオ[*1]を見て参考にし、完全に自作した。作

事例9　倉敷中央病院②

り方は、まず職員に仕事をしていてうれしかった瞬間やその言葉について書き出しをしてもらう。中には実際に患者さんからもらった感謝の手紙もあった。また業務で関係する院外の職員がどのようにその部署の職員を見てくれているかという視点の言葉と映像も集める。そして映像の裏で流す音楽の選定では、仕事において何か感動できるような言葉が切り取られ耳に残るような英語の曲を選んだ。日本語の曲だと、既に知っていて歌詞まで頭に入っていたり、好き嫌いといったこともあるので避けた。曲のサビ部分と映像で誰にそこに出てもらうのか、秒単位の調整を行った。制作期間は、資料集めに1.5か月、編集に2.5か月の計4か月かかった（図1、図2）。

　これを職場でのお披露目の上映会に加え、DVDにコピーし全員に配付した。家族と一緒に見てもらうことで、家族が仕事に対し理解し応援してくれたり、少し気持ちが落ち込んだ時には自分へのエールとして繰り返し見るなど、さまざまに活用されている。

　さらに採用時の業務紹介においても使っている。"百聞は一見に如かず"で、業務内容を口頭で説明されるよりも自分が働くイメージが湧きやすく、実際に入職した際には、そのビデオに出ていた人物が先輩になるなど、親近感もある。現在では、さらにもう1枚新卒採用用として自作ビデオがあり、大学の説明会で使用している。新卒採用者の時系列の気持ちの変化についてコメントをもらっている（図3）。

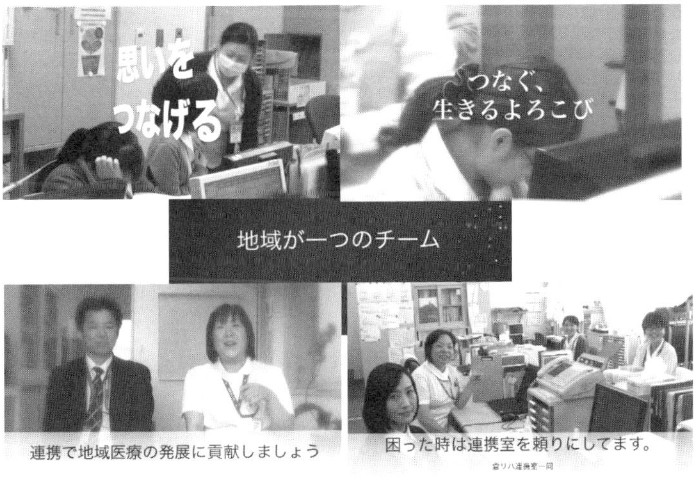

図1　リフレクションビデオの映像内容

＊1　「ヤマト運輸全員参加の経営理念研修に感動体験ムービー導入」（日経BP ITproサイト）

第7章 医療現場のケース事例

【定性の視点】
・連携先を訪問することは初めてで、直接評価が聞けた。
・スタッフと院外の出演者との交流が広がった。

【定量の視点】
・院外研修へ自発的参加　7名
・院内の貸し出し　3件
・原稿依頼　1件
・人事課から説明会に使いたい

・全スタッフに家族と一緒に見てほしいとプレゼント

「スタッフ用」　「新採用者用」

（吹き出し）
自分達の仕事の評価がわかった。
娘・妻の働きぶりがよくわかった。
涙ぐんで何度も見てくれた。

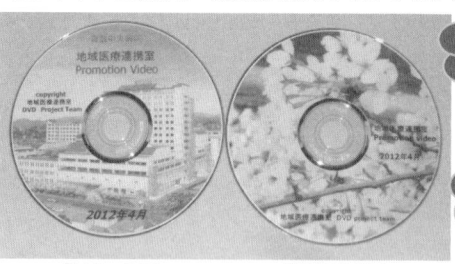

図2　地域医療連携室ビデオの成果

内省DVDを使用

【入職時のオリエンテーション】
・最初は、具体的に何をしている部署かまではわからなかった。
・電話が頻繁に鳴っていて忙しそう。
・連携室のメンバーが皆笑顔で、明るい雰囲気が伝わってきた。
・これから配属になる部署の雰囲気や様子を先に見られて心構えができた。
・同時に、自分も上手くやっていけるか不安になった。
・「院外と院内をつなぐ部署」が一番印象に残った。
・音楽と内容が良く合っていて引き込まれた。

【配属後】
・部署の実際の雰囲気を感じた後だったので、内容を把握しながら見られた。
・最後の先輩からのメッセージは、これから一緒に仕事をしていく方々の言葉だったので嬉しかった。
・「困ったらいつでも気軽に相談して」の言葉にとても安心した。

【約1年後】
・DVDで紹介されていた内容（連携を図ることの重要さ、患者さんからお礼を言われた時の嬉しさ、チームで協力する大切さ）に、共感できるようになった。
・入職時の不安だった気持ちを思い出して、自分も後輩に「いつでも相談して」と言える人になりたいと思った。

図3　新卒採用者の時系列の認識

事例10 ▶ 相澤病院

相澤病院における看護師と看護補助者の協働の仕組み

社会医療法人財団慈泉会相澤病院　副院長・看護部部長　小坂品巳

1 はじめに

　2012（平成24）年4月の診療報酬改定で、急性期病院における看護職員の看護業務を補助する職員の配置に対する評価、急性期看護補助体制加算が新設された。これは、看護補助者の雇用や役割分担により看護職員の負担軽減を促進し、医師と看護職員との役割分担を推進するため、急性期看護補助者体制加算（50：1）の配置基準を上回る看護補助者の配置や、看護補助者等の夜間配置により看護職員の負担軽減を図っている医療機関を手厚く評価するものである。

　当院は、長野県松本市にある502床の急性期病院である（表1）。2012年7月より夜間急性期看護補助体制加算（100：1）を、また同年9月より看護補助体制加算（25：1）の体制を整え、届け出を開始した。

表1　病院概要

所在地	長野県松本市
病床数	502床 （一般病棟入院基本料7対1、救命救急入院料1・2、特定集中治療室管理料3、ハイケアユニット医療管理料、脳卒中ケアユニット医療管理料、平成27年6月より回復期リハビリテーション病棟入院料1）
診療科数	37科
主な特徴（認定施設）	地域医療支援病院 基幹型臨床研修病院 救命救急センター 地域がん診療連携拠点病院 JCI 5th Edition認証（平成27年12月更新）
病床稼働率	87.4％
平均在院日数	11.6日
手術件数	4,417件／年
救急車搬送台数	7,036台／年
ヘリ機数	140機／年

これにより、24時間365日、看護師と看護補助者の協働が行われるようになった。ここではその取り組みを紹介する。

2 両職種で共有するミッション

　看護師と看護補助者の協働について病院長に相談した際に、「看護師と看護補助者の両職種が明確なミッションを持つことで、お互いが正しい方向で協働することができるだろう」とアドバイスをいただいた。早速、両職種が円滑に協働を進めるためのミッションを掲げた（表2）。当院の看護補助者は、病棟看護支援部門に属し、看護部とは別の組織となる。しかし、組織体制がどのようであっても、両職種がベクトルを合わせて患者の生活支援を協働するために、共有のミッションを持つことは大変重要である。

3 看護師と看護補助者の協働のコツ

　看護補助者の教育は、日本看護協会が2010（平成22）年度診療報酬改定の際に公表した、「急性期医療における看護職と看護補助者の役割分担と連携に関する日本看護協会の基本的な考え方」を参考に実施している。

　また先にも述べたように、当院の看護補助者は病棟看護支援部門に属し、看護部とは別の組織になる。そのため、日常的な労務管理の責任は、病棟看護支援部門長にあるが、病棟で患者の生活支援を実施する際は、病棟看護責任者の責任下となる。

　看護補助者が生活支援を実施できる対象患者は、「医療上必要な処置・安静の指示がない患者」とし、病棟看護責任者と受け持ち看護師が対象患者を決定する。さらに、対象患者に必要な「生活支援内容（表3）」、支援の「実施時間」、「注意事項」等を、受け持ち看護師が責任を持って看護補助者に具体的に指示をする仕組みにした。言い換えれば、看護師が具体的な指示をしなければ、看護補助者は何の生活支援も実施できないことになる。

4 看護師と看護補助者の具体的な協働の仕組み

　協働の1日は、受け持ち看護師が対象患者の「生活支援内容」と「実施時間」を電子カルテに登録するところから始まる。看護補助者は、勤務開始時に電子カルテ画面から対象患者の情報収集を行った後、受け持ち看護師とカンファレンスを行い、患者一人ひとりの生活支援実施時の「注意事項」等を確認する。その後、看護補助者は対象患者の電子カルテに登

表2　看護師と看護補助者が共有するミッション

●ミッション
私たちは、生活障害のある患者に対し、患者が持っているまたは残された能力を最大限に生かし、その人らしい日常生活を送るために必要な生活支援を行なう。

筆者作成

表3 患者の生活支援内容(一部抜粋)

移動援助	ストレッチャー移動
	車椅子への移乗動作
	立位保持の援助
	自力歩行介助
	杖・歩行器歩行介助　等
身体清潔援助	洗面介助
	口腔ケア　等
排泄援助	オムツ交換
	トイレ誘導　等
食事援助	食事体位設定
	食事摂取介助　等

筆者作成

録された生活支援を実施し、実施記録を電子カルテに記載する。看護補助者が対象患者の状態変化に気づいた場合、例えば仙骨部の皮膚に発赤が出現しているということがあれば、速やかに受け持ち看護師に報告する。また、患者に状態変化がない場合でも、正午頃と勤務終了時の2回は受け持ち看護師とカンファレンスを行う。看護補助者は、受け持ち看護師に生活支援の実施報告や、「もっとこうしたほうがよいのでは」ということがあれば、支援内容の変更の提案を行う。それを受けて、受け持ち看護師は必要に応じ、患者の生活支援内容等の登録を変更する。このような看護師と看護補助者の協働により、患者の生活支援がより良いものとなっている。

5 おわりに

看護補助者は、看護チームの一員として看護補助者の視点を活かした生活支援ができることにやりがいを持っている。この一連の仕組みは、看護師が患者の生活支援の最終的な責任を持ちつつ、両職種で患者の生活支援について検討し、患者一人ひとりに合った生活支援を実施していることに重要な意義があると考える。

また、看護部長がこの協働の仕組みについて真摯に情熱を持って病棟ごとに説明会を開催し、スタッフの意見や質問にも丁寧に答えつつ導入したことが成功のカギだと言えると考えている。

事例11 ▶ 深谷赤十字病院

看護師長の病床管理に焦点を当てた病棟経営

日本赤十字社深谷赤十字病院　看護部　柿澤由紀子

1 深谷赤十字病院の病床管理

深谷赤十字病院は、救命救急センターを有する急性期病院であり、地域がん診療拠点病院、地域周産期母子医療センター、地域医療支援病院として地域を支えている病院である（表1）。しかし経営状況は厳しく、安定的な一般病棟7対1入院基本料の算定確保も厳しい状態となっている。病院経営の視点から、7対1入院基本料を安定して取得し、救命救急入院基本料4対1を取得するために、2013（平成25）年10月から病床再編成を行い、ベッドコントロールの仕組みを整えた。さらに、毎朝看護師長が集合して行うベッドコントロールミーティングを開始し、病床の調整を行っている。

表1　病院概要（2014年度データ）

所在地	埼玉県深谷市
病床数	506床（実稼働450床）
診療科数	23科
看護職員数	436.7名
主な特徴	救命救急センター（第三次） 地域周産期母子医療センター 地域がん診療連携拠点病院 地域医療支援病院 地域災害医療センター　ほか
病床利用率	84.1%
平均在院日数	10.3日
紹介率	67.1%
逆紹介率	62.4%
一般病棟用の重症度、医療・看護必要度の基準を満たす割合	21.1%

当院の病床管理における看護師長の位置づけは、病棟病床管理責任者であり、その役割は、緊急入院・転入患者・予約入院患者の病床を確保するとともに、在院日数の短縮や病床確保のために担当医師または各科診療部長と相談のうえ退院調整を行うこと、常に関係部署との連携を密にして患者の入退院に関する業務を円滑に処理し、空床の生じないように努めることであり、病棟の病床利用に関する責任と権限を有している。医療現場のケース事例として、看護師長の病床管理に焦点を当てた病棟経営についてまとめた。

2 看護師長の病床管理検討会立ち上げの経緯

2014（平成26）年の診療報酬改定では、一般病棟入院基本料7対1を算定する病棟について要件が見直され、急性期病院の看護師長は病棟経営の視点をもちつつ病床管理を行うことが求められている。しかし、看護師長の経験年数や担当病棟の特徴から、患者の受け入れや退院調整、スタッフ教育等、患者に安全で質の高い医療・看護を提供するための病床管理について、看護師長は苦慮していた。また、他の看護師長たちがどのような考えのもとに病床管理を行っているのかを共有する機会がなく、診療報酬についても学習する機会があまりなかった。そこで協力者を集い、診療報酬について学び、病棟経営において、安全で質の高い医療・看護を提供しながら効率的な病床管理を行っていくために、病床管理検討会を立ち上げた。その内容について説明する。

3 病床管理検討会の概要

看護師長による病床管理検討の目的は、「病床管理検討会を通して、病院経営や病棟経営の知識や能力の向上につなげ、看護の観点から病棟経営の方針を導き出し、効果的な病床管理を行ううえでの根拠を示していく」こととし、第1段階と第2段階に分けて計画し実施した。第1段階は、病院および病棟の稼働状況の分析を行い、7対1入院基本料や2014年度診療報酬改定、DPCについて、共通理解と知識の向上につなげた。第2段階は、看護師長として病棟経営の課題と今後の方向性についてディスカッションし、病棟経営の方針を導き出した。病床管理検討会は2014年5月から7月までの3か月間にわたり、月に2回の計6回開催した。各回の概要を（表2）に示す。

(1) 第1段階：病院経営と病棟経営の現状分析と知識の共有（第1回～第3回）

第1回目の検討会では、入院料算定の仕組み、病院稼働状況、入院病棟稼働状況、7対1入院基本料、看護職員配置、重症度、医療・看護必要度について学習し、病院の経営状況、病棟の稼働状況を共通認識とした。

第2回目は、企画情報課に依頼し、各診療科別DPCコード別入院期間と診療点数表および入院期間Ⅰ・Ⅱ・Ⅲに退院している割合を出してもらい、共通認識とした。各診療科のDPCデータの現状把握と入院日数が長い理由について現状分析を行った。その結果、入院期間短縮のための改善策として、外科系病棟では医師と協力しクリニカルパス等の見直しを行った。

第3回目は、病棟ごとの稼働状況やDPCデータを踏まえた病棟の現状分析と、病棟の特性として、患者や看護師のこと、病棟特性を示すデータをディスカッションし内容を深

表2　病床管理検討会の概要

開催回	内容
第1回	1．病院稼働状況分析について 2．7対1入院基本料に必要なデータについて
第2回	1．平成26年度診療報酬改定が病棟に及ぼす影響 2．DPCについて
第3回	1．病棟稼働状況やDPCデータを踏まえた自部署の現状分析 2．病棟特性（患者・看護師） 3．その他自部署の特性を示すデータ
第4回	1．病棟の現状分析の振り返り 2．病棟経営の今後の方向性
第5回	1．病棟経営の課題と今後の方向性 2．病棟経営に必要なデータ項目・看護管理実践
第6回	1．病棟経営の課題と今後の方向性のまとめ

め、「病棟経営に必要なデータ項目」としてまとめた。

(2) 第2段階：病棟経営の課題と今後の方向性（第4回～第6回）

　第4回目の検討会では、病棟経営の現状の振り返りを行い、各病棟の課題と今後の方向性について発表し、ディスカッションを通して内容を深めた。

　第5回目では、自部署の課題と方向性をもとにディスカッションを行い、看護師長として、病院全体で考える「病棟経営」について討議のうえ看護師長が行う「病棟経営に必要な看護管理実践」を作成した。

　第6回目では、病床管理検討会の目的「病床管理検討会を通して、病院経営や病棟経営の知識や能力の向上につなげ、看護の観点から病棟経営の方針を導き出し、効果的な病床管理を行ううえでの根拠を示していく」を達成するために、「看護師長の病棟経営に必要な看護管理実践の課題と今後の方向性」を完成させた。病棟経営に必要な看護管理実践をリストアップして検討した結果、13個の【小項目】を抽出し、6個の《大項目》に分類できた。看護師長の病棟経営の方針は、《顧客サービス》である【患者満足】【患者教育】【病院サービスの再構築】を考え、《業務管理》である【業務整理】【安全管理】【感染管理】を行い、《看護体制》【看護体制】を整え、《診療報酬》を考慮して【診療報酬の加算獲得】を目指して、【ベッドコントロール】【医師との調整】【入院受け入れ】【退院調整】をして《病床管理》を行い、《人的資源管理》である【人材育成】を行った（表3）。

表3 病棟経営に必要な看護管理実践

《大項目》	【項目】
顧客サービス	患者満足　患者教育　病院サービスの再構築
診療報酬	診療報酬の加算獲得
看護体制	看護体制
病床管理	ベッドコントロール　医師との調整　入院受け入れ　退院調整
業務管理	業務整理　安全管理　感染管理
人的資源管理	人材育成

4 病床管理検討会による看護師長の変化

　病床管理検討会を進めていく中で、自部署を中心に考えていた看護師長の発言に変化が表れた。病床利用率の低い病棟では、どんな患者なら受け入れられるかを検討した。重症度、医療・看護必要度の割合が低い病棟では、救急病棟より患者を受け入れる際、重症度の高い患者を受け入れた。在院日数の長い病棟では、入院早期から退院支援を行い、退院前合同カンファレンスを実施し、地域連携に力を入れた。看護師長は、データに合わせた改善行動を取り始め、変化が行動にも表れていた。改善していく過程で、人を説得するためには、データを可視化し交渉していくことが大切であると感じていた。そして、テーマを決めた看護師長同士での検討会など、継続した話し合いの場をもつことで、知識創造の場が形成され、病床管理検討会は発言の変化や行動を起こすきっかけの場となっていた。

5 病棟経営の実践に向けて

　病棟経営において看護師長自らが、自部署で安全で質の高い医療・看護を提供することだけでなく、7対1入院基本料の算定やDPCなど診療報酬について知識を得るなど経営的視点をもって病棟経営に取り組むことは看護師長の重要な役割である。診療報酬の見直しが2年に1度行われ、看護師長にはさらに病棟経営が求められる。変化に対応していくためには、定期的な共通の目的をもった検討会の開催は有効である。また、新任看護師長や看護係長の教育方法の1つの材料として、データリストと分析方法を有効活用することができ、病棟経営の実践につながると考える。

事例12 ▶ 広島赤十字・原爆病院②

病院情報システムを用いた ビジネスインテリジェンスへの取り組み

日本赤十字社広島赤十字・原爆病院　相談役　西田節子

1 情報の閲覧だけでなく職員の意識改革にも影響

　病院は、さまざまな職種が専門性をもち、昼夜働いている。さらに医療は多面的で、ある意味自己完結的な部分もあるため、ともすれば自分の専門的分野だけを見ていることも多い。しかし院内ではさまざまなことが決定、実行されており、病院経営にはその情報を職員全員に認知させることが重要である。当院では2004（平成16）年に病院情報システム（電子カルテシステム）を導入した際にグループウェアを構築し、職員間で情報共有できるようにした。それにより、これまで紙ベースで配布していた「お知らせ」などは、システム上で閲覧できるようになった。また、2010（平成12）年にはインフォメーションのみならず、院内のイベントや会議情報、医師の不在情報などの情報閲覧や、書類手続き等の業務ワークフロー、データ抽出依頼等のセキュリティワークフロー、などさまざまな報告書、申請書等も電子化に対応し、業務改善に取り組んだ。このポータル上のグループウエア機能を使った職員の意識改革の取り組みの一部を次に示す。

2 ダッシュボードによる経営指標の表示

　当院は2002（平成14）年から2007（平成19）年まで長きにわたって赤字経営が続いていたが、DPC準備病院になった2007年に「経営改善プロジェクト」を発足させて、さまざまな取り組みを行った結果、黒字化を達成した。しかし、その当時の「経営改善プロジェクト」のメンバーの多くは、退職や他施設異動で病院を後にし、現在勤務している職員の多くは黒字経営になって以降に入職したものが大半を占めるようになった。

　そのため、経営層の危機感を自分の問題と捉えることができない職員に対して、病院の現状をわかりやすく知らせることが重要と考え、2010（平成22）年のシステム更新時に、グループウエアを使って経営指標を表示し、病院経営に重要な情報のフィードバックを実施した（図1）。

　グループウェアのトップ画面に、経営指標として2010年より外来患者数、入院患者数、

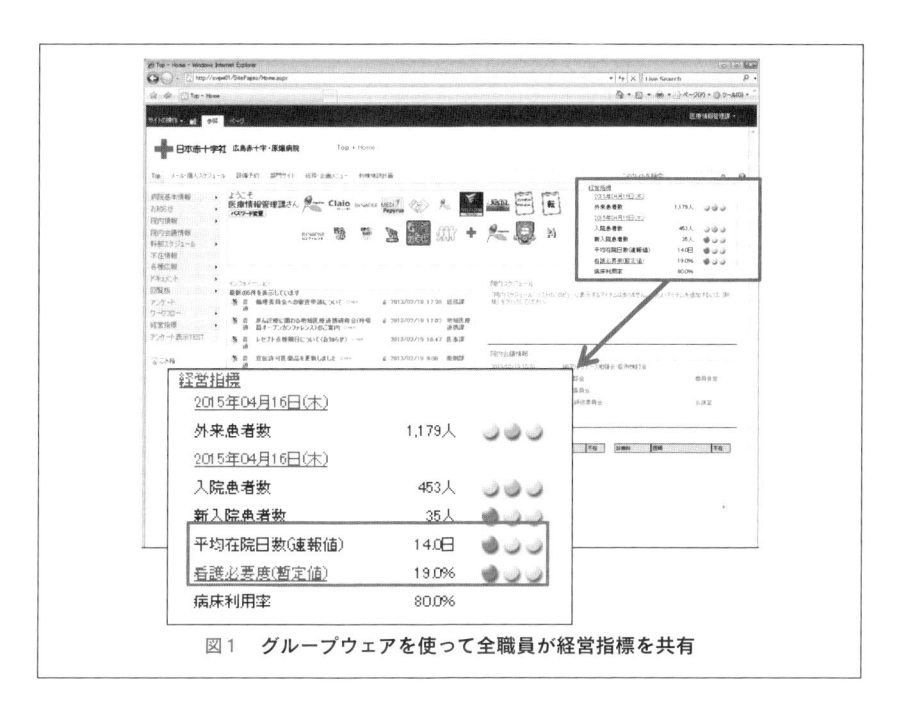

事例12　広島赤十字・原爆病院②

図1　グループウェアを使って全職員が経営指標を共有

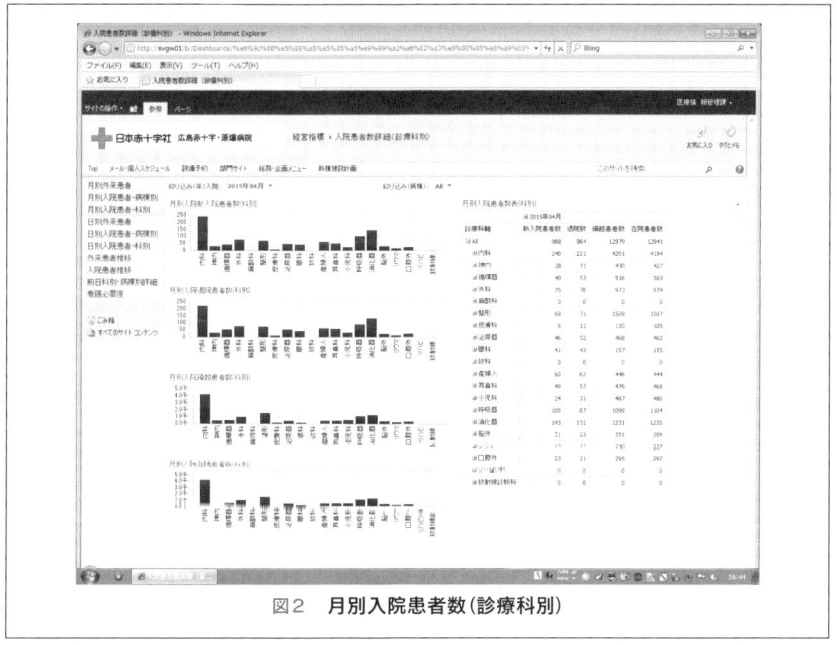

図2　月別入院患者数(診療科別)

新入院患者数、病床利用率を表示し、2014(平成26)年には新たに平均在院日数(速報値)、重症度、医療・看護必要度(暫定値)の表示も追加した(図2)。なお、表示には数値だけでなく目標値に達しているかどうかを一目で理解できるように、信号と同じ赤・黄・青の3色で表示した。さらに日付をクリックすると、全診療科・全病棟の状況が見えるようにしたことで、病院の現況をいち早く全職員が把握できるようになった。

医療経営士●中級【専門講座】テキスト8 | 173

3 看護必要度の見える化からデータの入力漏れや不適切な評価を発見

　なかでも、「重症度、医療・看護必要度」は、7対1の急性期病院として生き残るためには、重要な数値であるが、当院の必要度は現行求められている15％に対してギリギリの状態であった。そこで、看護必要度データの入力に漏れがあるのではと考え、2014（平成26）年に調査を行った。その結果、浮かび上がった問題点として、A項目が診療録には記載があるのに、看護必要度に入力されていないことや、B項目に関しては、過小評価・過剰評価があるのではと考え、これらの精度を高めるための対策を講じた。

　入力漏れ対策として、効率化を図るため、医療情報管理課が、看護必要度入力データと電子カルテ内の実績入力データを紐づけ、週に1度、A項目の中の、A6：輸血とA7：専門的な処置、について入力結果をシステムで検出したところ、多くの病棟で未入力が検出された（図3）。当初は紙ベースで看護部に報告し、看護部から各病棟に確認依頼を出していたが、現在はグループウエアのトップページで、看護必要度数値を掲示するだけでなく、病棟別および科別の詳細な表示を行うようにした（図4）。それにより病棟では毎日チェックを行うことができ、必要度の低い病棟は自主的に精査を行うため、クリアできない病棟は少なくなった。

　このように誰でも見える環境を作ったことで、これまで「経営危機」を実感することがなかった職員一人ひとりの経営意識を高めることができたと考える。

　さらに、今後の診療報酬改定の項目の見直しや、地域医療構想、病床機能報告制度など病院を取り巻く環境の変化に対応するためにも、病院情報システムを用いたBI（ビジネスインテリジェンス）への取り組みは重要であると考える。

事例12 広島赤十字・原爆病院②

病棟	患者	入力日	A6(入力値)	輸血	血液製剤	A7(入力値)	抗がん剤	免疫抑制剤	麻薬	昇圧剤	抗不整脈剤	抗血栓塞栓剤
ICU	a	2014-05-02 00:00:00	0点		○	ー					○	○
H-3	b	2014-05-08 00:00:00	0点		○	ー						
H-3	c	2014-05-08 00:00:00	0点		○	ー						
H-8	d	2014-05-09 00:00:00	0点		○	ー						
6-8	e	2014-05-09 00:00:00	0点		○	ー						
6-5	f	2014-05-11 00:00:00	0点		○	ー						
PICU	g	2014-05-11 00:00:00	0点		○	ー						
H-8	h	2014-05-11 00:00:00	0点		○	ー						
6-5	i	2014-05-13 00:00:00	0点		○	ー						
ICU	j	2014-05-13 00:00:00	0点		○	ー						
ICU	k	2014-05-15 00:00:00	0点		○	ー			○			
H-6	l	2014-05-15 00:00:00	0点		○	ー						
6-8	m	2014-05-16 00:00:00	0点		○	ー						
H-4	n	2014-05-01 00:00:00	ー			0点	○					
H-7	o	2014-05-01 00:00:00	ー			0点		○				○
H-8	p	2014-05-01 00:00:00	ー			0点	○					
H-4	q	2014-05-02 00:00:00	ー			0点	○					
6-6	r	2014-05-02 00:00:00	ー			0点	○					
H-4	s	2014-05-03 00:00:00	ー			0点	○					
H-5	t	2014-05-04 00:00:00	ー			0点			○			
H-8	u	2014-05-04 00:00:00	ー	○		0点	○					
H-5	v	2014-05-05 00:00:00	ー			0点						
H-7	w	2014-05-05 00:00:00	ー	○		0点		○	○			○
6-7	x	2014-05-07 00:00:00	ー			0点	○					
6-5	y	2014-05-08 00:00:00	ー			0点						
H-7	z	2014-05-08 00:00:00	ー			0点	○					○
H-5	aa	2014-05-08 00:00:00	ー			0点						○
6-6	ab	2014-05-08 00:00:00	ー			0点	○					
6-5	ac	2014-05-08 00:00:00	ー			0点						
H-8	ad	2014-05-08 00:00:00	ー			0点	○					
H-5	ae	2014-05-09 00:00:00	ー			0点						○
3-3	af	2014-05-10 00:00:00	ー			0点	○					

図3 看護必要度の未入力チェック

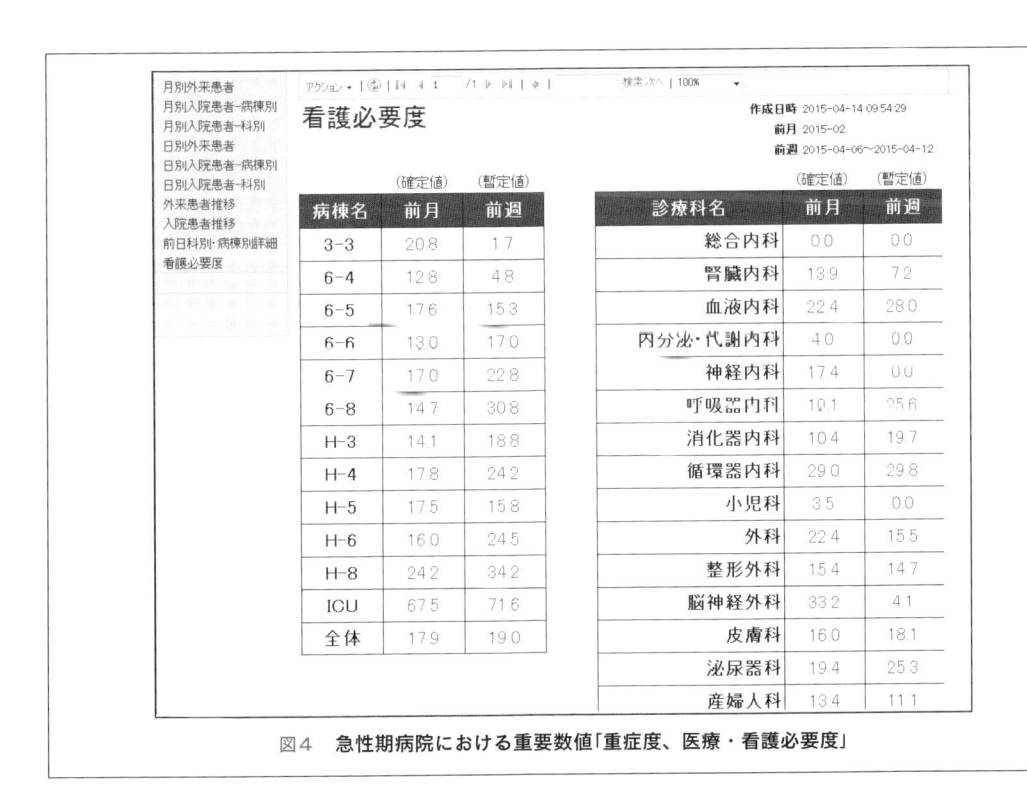

看護必要度

作成日時 2015-04-14 09:54:29
前月 2015-02
前週 2015-04-06〜2015-04-12

病棟名	前月(確定値)	前週(暫定値)
3-3	20.8	1.7
6-4	12.8	4.8
6-5	17.6	15.3
6-6	13.0	17.0
6-7	17.0	22.8
6-8	14.7	30.8
H-3	14.1	18.8
H-4	17.8	24.2
H-5	17.5	15.8
H-6	16.0	24.5
H-8	24.2	34.2
ICU	67.5	71.6
全体	17.9	19.0

診療科名	前月(確定値)	前週(暫定値)
総合内科	0.0	0.0
腎臓内科	13.9	7.2
血液内科	22.4	28.0
内分泌・代謝内科	4.0	0.0
神経内科	17.4	0.0
呼吸器内科	10.1	25.6
消化器内科	10.4	19.7
循環器内科	29.0	29.8
小児科	3.5	0.0
外科	22.4	15.5
整形外科	15.4	14.7
脳神経外科	33.2	4.1
皮膚科	16.0	18.1
泌尿器科	19.4	25.3
産婦人科	13.4	11.1

図4 急性期病院における重要数値「重症度、医療・看護必要度」

事例13 ▶ H病院

査定率、返戻率を減少させるためのDPC/PDPSにおける具体的な取り組み

H病院　事務部医事課医事係　佐藤　税

1 はじめに

　H病院はS市中心部、県庁の隣に位置する高度先進医療を担う都市型急性期病院である（**表1**）。

　筆者が入職後医事課に配属となった2007（平成19）年4月当時は、外来および入院（全部で4病棟）ともに外部委託であった。また、オーダリングシステムに切り替わった直後でもあった。その後、2009（平成21）年4月、DPC/PDPS（診断群分類別包括支払い制度）による請求を開始することとなり、その準備が始まった。

　具体的には、DPC/PDPS準備室が立ち上がった際にチームの1員となった。実働チームとして、医事係長（現庶務課長）、看護師1名と私を含め3名でスタートした。

表1　病院概要（2014年度実績）

所在地	S市中央区
病床数	250床
診療科数	消化器内科、腫瘍内科、呼吸器内科、リウマチ科、糖尿病・内分泌内科、循環器内科、血液内科、内科、消化器外科、呼吸器外科、内視鏡外科、乳腺外科、整形外科、形成外科、皮膚科、泌尿器科、婦人科、婦人科（生殖内分泌科）、眼科、耳鼻咽喉科、頭頸部外科、麻酔科、放射線診断科、リハビリテーション科、病理診断科
病床利用率	86.9%（退院含む）
平均在院日数	12.2日
1日平均外来患者数	600.7人
1日平均入院患者数	195.3人

　DPC/PDPSによる請求を開始するためには、2年間の各種データ[*1]の提出を求められた。様々な準備をしていくなかで私は様式1[*2]の作成を主に行っていくことになった。

　当時は、患者さんの退院後に診療情報管理室でチェックした後、医事課に紙カルテが手元に届く運用で登録を行っていた。ただし、退院時要約が未完のまま必要な書類がそろっていない等の場合は、医師等に依頼するため手元に届かないものが大量にあった。運用上、

[*1] 様式1、EF統合ファイル（入院）、様式4、様式3のことを差す。簡易図表予定
[*2] 病名や手術、処置およびADL等のデータをまとめた、簡易版退院時要約のこと

月ごとに管理するため月の初週にチェックができていないものについては、2日間に分けて確認していた。月平均420人前後が退院(2008〔平成20〕年実績)し、そのうち120件前後を一気に確認するという少々強引な方法であったが、とくに大きな問題はなかった。

2 ターニングポイント――外部委託から内製化へ

2007(平成19)年11月から入院請求業務については外部委託から職員に切り替えることとなった。委託として当院に長く勤務していた2名を職員として迎えた。その他、入院請求業務管理者(以下、入院係長)1名およびDPC経験者を含む実務者2名を新たに迎え、本格的なDPCデータ作成が始まった。従来の方法を踏襲し、請求業務は病棟ごとに担当し医事課内で日常業務を行った。レセプトチェックは月2回(月の下旬と月初め)あり、各担当者が予めチェックを行い、主治医に確認してもらうベーシックなスタイルをとった。

この当時の請求担当者は、事務的な処理については問題なく処理できていたといえるが、医療行為に関する処理は医師に大きく頼っていたように感じた。また、医師から専門的なことを聞かれても正しく答えられたケースは私も含めて少なかった。さらに、返戻されたものを再請求することなく保留し続けているものもあった。

大抵は、保険の切り替えに伴うもの(健康保険→自賠責保険等)であったが、中には主治医に確認を要するものも含まれており、かつその主治医が退職しているというケースもあった。入院係長の指示のもと、返戻したもの、されたものは極力保留しない方針を改めて周知徹底し、その後は不用意な処理は行われていない。

3 DPC/PDPS請求開始前後の変化

2009(平成21)年4月、DPC/PDPS(診断群分類別包括支払い制度)による請求を開始した。実際にDPC/PDPSによる請求が始まると、それまでの出来高払いとは異なり、様式1に登録したデータを元に入院費の計算が行われる。

DPC/PDPSの詳細については割愛するが、ご承知のように、基本的には最も医療資源を投入した傷病名を患者さんが退院するまでに1つ選択し、手術や処置等が行われた場合はそれを登録していく。あとはシステムが自動計算するため実にスマートである。とはいえ、この傷病名を1つ選択するのが非常に難渋するケースがある。例えば、食道がん、胃がん同時切除後に引き続き化学療法を行った場合や、術後の合併症(敗血症、DIC[*3]、転倒による骨折等)がある。当然、合理性を欠く選択をすれば返戻対象となるため主治医の確認の下、慎重に選択する必要がある。

---

*3 播種性血管内凝固症候群と呼ばれるが、日常臨床では単にDIC(disseminated intravascular coagulation)と表す

返戻されることの一番の問題点は、現金収入が先送りになることである。手術を実施した症例であれば15万点を超えることもざらであり、ちょっとしたことで返戻が重なると最高で合計180万点近くになったこともあった。これに高額レセプト[*4]の保留が重なると経営的に無視できない状況に陥る。

出来高払いからDPC/PDPSに移行することによって、査定率(件数率)は減少し、返戻率(件数率)は多くなるとの予想だったが、結果はその逆であった(図1、図2)。対前年比で査定率は、社会保険(以下、社保)が微増、国民健康保険(以下、国保)は微減。返戻率は社保・国保共に微減であった。DPC/PDPSを開始したからといって、数字的には大きな変化は見られなかった。

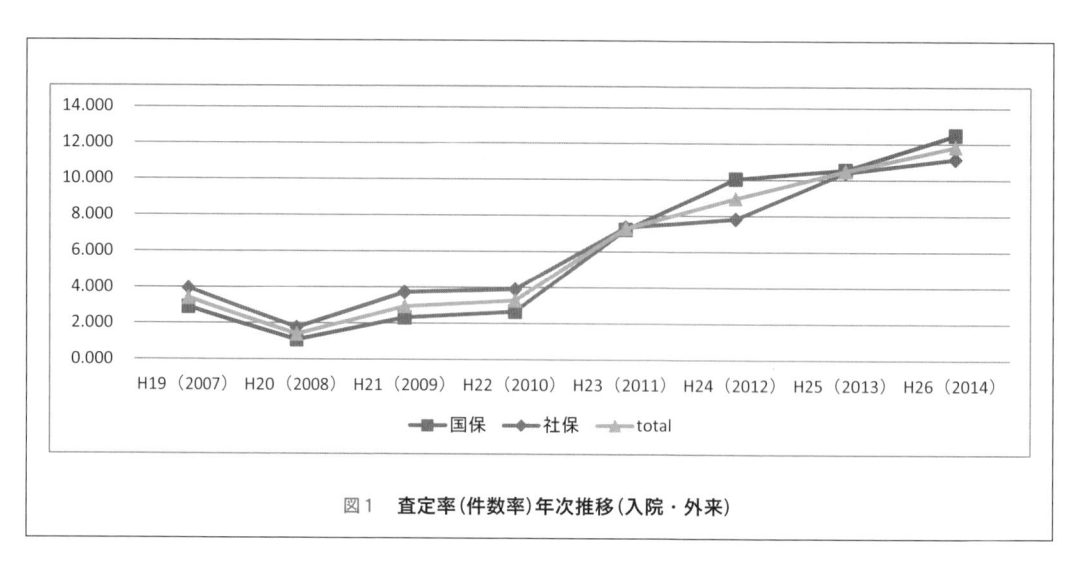

図1　査定率(件数率)年次推移(入院・外来)

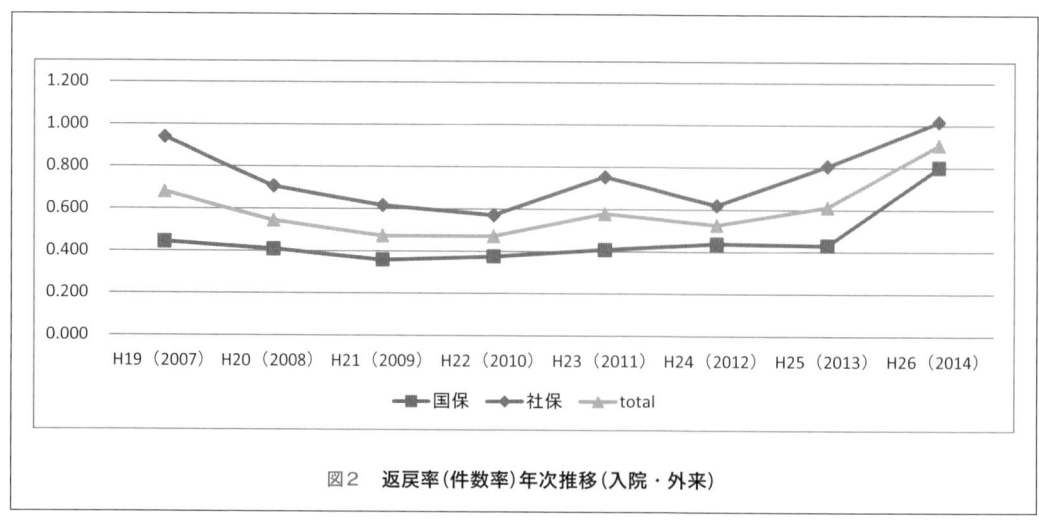

図2　返戻率(件数率)年次推移(入院・外来)

*4　国保35万点、社保40万点以上のレセプトのこと

この他、ここでは紹介しないが、「年度別診療行為別査定状況（入院・外来）」「年度別全国と当院の比較（件数率・社保のみ）」「査定率（件数率）年次推移（入院・外来）」「返戻率（件数率）年次推移（入院・外来）」「地区別・査定率（件数率）年次推移（入院・外来）」「地区別・返戻率（件数率）年次推移（入院・外来）」「年度別査定件数状況（入院・外来）」「保険者別・入外別・返戻件数状況」などといったデータをグラフ化し、個別の分析を行っている。

4 請求漏れ対策として

また、DPC請求に慣れてくるとケアレスミスも目立つようになってきた。単純な算定ミスや、傷病名漏れが目についた。そこで、以前は患者さんが退院後に内容確認を行っていたところを、請求部分に関係する箇所については、退院時に確認するように見直しをかけた。こうすることで、後から追徴、返金する件数を極力減らし、かつデータの精度向上も合わせて行えるようになった。

一方、包括評価の対象とならない手術は、とくに厳しくチェックされるようになった。通常その手術では使用しないと設定されている薬剤や機材を使用した場合はもれなく査定となった。そうした薬剤や機材に関しては、事前に必要性のコメントをつける、手術記録をつける等を行ってその都度対応していった。少しでもイレギュラーな事象が発生した場合（手術の合併症に対する手術等）は、医師に症状経過の記載をお願いし対応した。

なかには明らかに審査側のミスと見受けられる査定もあり、積極的に再請求を行った。大抵のものは復活扱いとなったが、原審どおりの判決を受けたケースもあり、時に再々請求を行ったこともあった。通常、再審査の請求権は結果が届いてから半年間となっているが、これには紳士協定的な側面もあるため、この期間を超えて再請求を行った症例もあり、実際に受理され、かつ復活したものもあった。

5 個別説明の導入と今後の課題

2011（平成23）年2月頃から新しく始めたのが、毎月の査定結果に対する考察の記載および、実務者に対する個別説明である。

考察については、最近の査定状況から読み取れること、どのように対応すればよいのか等を記載し個別報告を行った。病棟ごとに担当者を配置しているため、病棟の特性を踏まえたうえで担当者一人ひとりに説明することとした。以前は、画一的に全員同時に報告を行っていたが、同じようなミスを繰り返すこともあったため個別報告に切り替え、以降は各々が自分で考えるようになってきた。

ちょうどその頃、保険者に対するサービス向上を図ることを目的として社会保険診療報酬支払基金が策定した「支払基金サービス向上計画」がスタートした。新たなレセプト点検

の仕組みである「突合点検・縦覧点検」が導入されることにより、審査レベルが年々厳しくなっていくことは目に見えていた。

また、さまざまな事情で請求担当者が変わってしまうといった場合も悩ましいケースだ。レセプト請求はある意味でコンピューターチェックとの戦いでもあり、基本的に少しのミスも見過ごされることはない。請求業務について未経験な担当者が新たに就いた場合、たとえ日常業務を数か月でこなせるようになっても、レセプトチェックを同様の期間で熟練者と同程度にこなすことは難しい。

未経験者が配属された場合は、前任者から引継ぎは受けているもののDPCコーディングが難しい症例については必ずチェックをしたうえで患者さんの退院処理をかけてもらうことにしている。それと同時に、本症例についてのアドバイスや算定方法等の注意点を知らせ、次回以降の請求業務に活かしてもらうというのを繰り返し行う。人にもよるが、早ければ半年程度でノーチェックでも問題ない処理が行えるようになる。

6 医事課は先鋒と殿（しんがり）の両方を担う重要な立場

まだ道半ばではあるが、こうして過去をデータとともに振り返ると案外思っていたことと違っている点にも気がつくことができた。調べる前は、感覚として査定件数は過去と比べて増え続けており、返戻件数は年々減り続けていると思っていた。実際は、査定件数については外来が増加傾向、入院がわずかに減少傾向。返戻件数は、単年度だと横ばいに見えるが全体的は増加傾向にみえた。ただし、2008（平成20）年度から2014（平成26）年度の間で保険者収入も対前年度100％超えを6回達成し収入増に結び付けている。審査基準の厳格化による査定・返戻増というなかで、ある程度うまく"波乗り"できたといってもよさそうである。

かといって、休んでいる暇はない。診療報酬改定というビッグウェーブが2年に1度必ずやってくる。まずはその波（施設基準の届け出、算定方法の周知等）に先鋒として乗っていかなければならない。乗ったと思ったら、落とそうと小さい波（査定・返戻・監査等）が定期的にやってくる。そのときは、殿として波から落ちないよう舵取りを行わなければならない。

医事課は一見損な役回りにも見えるが、言い換えれば病院経営を行っているのと同義であり非常に刺激的な部署でもある。人には向き不向きがあるというが、自分には向いているようだ。

今後の動きとしては、入院請求担当者は各病棟に配置となり、かつ病棟クラーク業務も一部兼務するようになる。請求業務と補助業務の両立については、現在も暗中模索状態である。その結果は査定率、返戻率の影響度も踏まえて次の機会があれば報告したい。

参考文献

社会保険支払基金　公開資料
http://www.ssk.or.jp/index.html

国民健康保険中央会　公開資料
参考値(医科＋歯科)　＊医科・歯科別の資料がないためあくまでも参考値として
https://www.kokuho.or.jp/index.html

事例14 ▶ 東住吉森本病院

チームメンバーの行動目標の一致で災害医療・救急医療にスムーズに対応

医療法人橘会　管理部　松葉正和

東住吉森本病院は大阪市南部に位置する地域医療支援病院であり、救急医療を中心に地域住民が安心して生活できるように医療提供を行っている(表1)。地域の安心・安全の確保のために、救急医療・災害医療を職員一丸となって取り組んでいる事例を報告する。

1 大規模災害訓練の開始と対応マニュアルの作成へ

当院では、2008(平成20)年度より大規模災害訓練を開始した。病院機能評価の受審や近隣公共施設によるイベント開催時の協力依頼がきっかけで、災害医療について考えさせられたことが要因である。隣接する公共施設は国際マラソンやコンサート等の会場として世界各国から大勢の観客が集まる場であり、過去にはワールドカップのサッカー大会、世界陸上等の試合も行われた。これまで当院は施設からの救護支援や受入支援等の協力要請に応えてきた。しかし、大規模自然災害についての対策マニュアル等もなく、病院としてどこまで対応可能か不安を感じていた。また、災害の規模が大きくなればなるほど病院全体ひいては地域全体で取り組む必要があると考え、大規模災害に対するマニュアルの作成と災害訓練を実施することになった。

表1　病院概要(2015年度データ)

所在地	大阪市東住吉区
病床数	329床
診療科数	20科
施設基準等	一般病棟 地域医療支援病院 大阪府がん診療拠点病院 DPC対象病院
関連施設	東住吉森本リハビリテーション病院 横山病院グループ 介護老人保健施設たちばな 訪問看護ステーションたちばな

2 地域医療支援病院として求められるチーム力

災害医療は頻繁に起こる事案ではなく、災害医療の活動そのものを日々評価することは

困難であることから、模擬訓練を行ってマニュアルや訓練を評価することで、災害時の行動が明確になる。また、模擬訓練は災害に対する職員の意識を養う機会でもあり、チーム力の実践にもつながると考えた。災害医療では建物倒壊等の安全性の確保や一時的に不足する人員に対して瞬時に的確な指示や職員間のチーム力が求められることになる。そのためには、模擬訓練を繰り返し、経験や知識を積むことが必要である。また併せて、近隣の住民や消防署にも災害時対応について同じ方向性を示すことも地域医療支援病院の使命であり、地域ネットワークとしてのチーム力も構築しなければならない。

2012（平成24）年8月に近隣公共施設で発生した自然災害（落雷）事案について、当院が災害対応マニュアルに準じてどのように対応したか、その経緯と具体的な対応内容を報告する。

3 組織における"同じ時間"に"同じ目的"で"同じ行動をする"重要性

当日は、近隣公共施設での音楽イベントが開催され、豪雨で落雷も発生していたが、周辺は開演待ちの観客で溢れ返っていた。当院では、落雷の影響で瞬電が起き、被害状況（院内倒壊等も含む診療の継続可能かどうか）の確認を行った。その後に、救急隊より落雷による負傷者の受け入れ要請が入り、規模の大きさは確認できないが緊急事態（災害）であることに間違いはなかったために、当院の災害対応マニュアルに基づき災害対応レベルを設定し、救急外来の受け入れ体制を整え、段階的に落雷患者の受け入れを開始した。受け入れ開始時点で通常診療を行っていたため、当院のストレッチャーは満床状態であったが、救急隊の要請に対して、災害拠点病院を中心とした救急告示病院と協力してスムーズな受け入れが行えた。

また、2013（平成25）年の淡路島地震による余震時の初動対応や2014（平成26）年の近隣河川氾濫危機における初動対応に対しては職員が直ちに被害状況報告書や自動参集（病院直行）も実践され、訓練が身に付いていることが確認できた。

今回の事案では、災害対応マニュアルに基づいて、スムーズに通常診療と併せて災害診療を行うことができた。災害訓練を繰り返し重ねてきたことで、職員一人ひとりが災害に対しての意識向上につながったと考える。

チーム力というのはチームメンバーの行動目標の一致が不可欠であり、全員が協力して目標を達成することで1人では味わえない達成感や喜びを感じることができる。職員全体が"同じ時間"に"同じ目的"で"同じ行動をする"ことは大きい組織になればなるほど困難になるが、組織においては必要不可欠な事項であり、大きなチーム力が生まれるものと確信している。

事例 15 ▶ 千船病院

千船病院事務部における リスクマネジメントの取り組み

社会医療法人愛仁会千船病院　事務部　藤川達也、森岡大貴

1　大阪市西部医療圏の急性期医療を担う千船病院

千船病院は1958（昭和33）年に医療法人愛仁会千船診療所として創立され、大阪市西淀川区の地域医療を担っている。急性期病院として糖尿病、心筋梗塞、脳卒中、がん、周産期などの重点疾患や一般救急に対し、患者様中心の高度な診療提供を実践している（表1）。特に母子救急は全国レベルの実績で、周産期センター内にはMFICU（Maternal Fetal Intensive Care Unit：母児集中治療室）が稼動している。2017（平成29）年には新築移転を控えており、高い質の診療を通して地域急性期病院としての役割を果たすべく、現在、小児救急の拡充や脳血管、循環器、消化器などの成人救急のさらなる充実を図っている。また、これからの少子超高齢社会における地域完結型医療を推進するため、介護・福祉施設および診療所・在宅などへスムーズに治療継続が行われるよう訪問看護や訪問リハビリなどにも注力し、トータルヘルスケアを実践している。

表1　病院概要（2014年度データ）

所在地	大阪市西淀川区
病床数	292床
診療科数	20科
職員数	759名（2015年4月現在）
主な特徴	二次救急指定病院 開放型病院 臨床研修指定病院 地域周産期母子医療センター
平均在院日数	11.9日
救急搬送数	5,162名
分娩件数	1,531件

2　医療現場におけるインシデント・アクシデント

インシデントとは、思いがけない出来事、偶発現象で、これに対して適切な処理が行われないと事故となる可能性のある事象である。つまり、「患者に傷害を及ぼすまでには至ら

なかったが、ヒヤリとするような医療上のミス」を指す。アクシデントとは医療事故を指し、インシデントに気づかなかったり、適切な処置が行われないと医療事故となる。リスクマネジメントで取り扱う医療事故とは、患者だけではなく、来院者、職員などに傷害が発生した場合を含む。

3 インシデント・アクシデントの報告方法

　2011（平成23）年5月には電子カルテのリプレイスに合わせて、インシデント・アクシデント管理システム（以下、管理システム）を導入した。

　全職員が同じ管理システムを用いて報告を行っているが、医療行為を念頭に構築されたシステムであるため、事務職員にとってのリスク事例である請求漏れや接遇・待ち時間に対するクレーム等の金銭・精神面での事例はすべてレベル0に分類されてしまっていた。このため、事務職員のリスクマネジメントの停滞を招き、対処すべき課題となっていた。

　そこで2011年5月から10月に至る事務職員からのインシデント報告件数を調査したところ、月平均7件という結果であった。また、同時に報告経験をアンケート調査したところ、過去にインシデント報告を行ったことがあると回答した者は63％で、さらにその中で上司からの指示があって初めて報告した割合は69％という結果であった。2011年5月に管理システムを導入してからは院内の業務用端末から直接報告できるようになり、利便性が向上しているにも関わらず、報告しにくいと回答した割合は約半数を占めていたため、2011年10月24日から29日までの6日間、紙ベースで報告を集め、件数を調査したところ47件の報告があった。

　その報告内容を分類してみると、13.3％が処方せんの渡し間違いや代行入力時の誤りなどのアクシデントにつながる可能性のある事例であり、残りの86.7％は接遇や会計などのサービスの質に関するものであった。そこで事務的なインシデント報告の件数を増加させ、事務的レベルで分析できるシステムを構築し、現場へフィードバックする方法の考案や、発生防止の仕組みを作り上げることができないかと考え、事務部独自で報告方法を確立し、サービスインシデント・アクシデント（以下、SIA）として活動を開始した。各部署の役職者（主任・副主任）をリスクマネージャーに任命し、リスクマネージャー会を発足、医療事故予防対策委員会の下部組織とした。

4 千船病院事務部におけるSIA報告方法について

　管理システムのような仕組みがないため、電子カルテシステム上にあるメール機能を利用し、いつでもどこでも端末さえあれば現場で発生したSIAを報告することができる体制を構築した。報告された事例は、月1回行われるリスクマネージャー会で件数を報告し、

第7章 医療現場のケース事例

表2① SIA報告の事象レベル

	レベル
インシデント	0：起こりかけたが、自身で気づくことにより、防ぐことができた。
	1：起こりかけたが、相手側もしくは第三者が気づくことで、防ぐことができた。
	2：起こってしまったが、相手側への実害はなかった。 （影響を与えた可能性は否定できない）
アクシデント	3：一時的に相手側に影響を与えた。 相手側に金銭的ダメージを与えた。 自身で解決可能なクレームが発生した。
	4：相手側に継続的なダメージを与えた。 直轄の上長以上の対応が必要なクレームに発展した。

共有すべき事例については内容検討も行っている。
　SIA報告の事象レベルについては表2①のように分類した。
　さらに、どれだけの職員の対応が必要であったかの②対象レベル、どこに損害が発生するのかの③損害レベル、患者に手間を取らせたのかどうかの④受動解決レベルにも分類することとした。また、⑤内容別や⑥時系列別、⑦理由別にも分類した。

②対象レベル

0：自身のみで解決可能
1：自身の直轄の上長（主任、副主任など）の対応も必要／他部署の対応も必要
2：自・他部署の上長（科長）の対応も必要
3：病院としての対応が必要

③損害レベル

0：なし
1：病院の損害のみに関わる
2：相手側負担額にも関わる

④受動解決レベル

0：病院職員間で解決可能
1：問題解決のために相手側に何らかの手間を取らせた。
2：問題解決目的だけに相手側に行動を起こしてもらう必要がある。

⑤内容別
書類
処方
会計
算定
名前相違
連携
案内
予約
レセプト関係
保険関係
その他

⑥時系列別
来院前（予約時等）
来院時（受付時）
診察中（入院中）
会計時
会計後（退院後）
その他

⑦理由別
確認不足
知識不足
連携不足
システム
その他

5 報告実績

　図1は2012（平成24）年度から2014（平成26）年度までのSIA報告件数である。2012年度から2013（平成25）年度までは、管理システムで報告すべき内容もすべてSIAで報告していたが、2014年度以降、管理システムとSIAの報告を分けたことにより、報告件数が減少している。しかし、前述の2011（平成23）年度の報告件数と比較すれば、報告件数が飛躍的に増加し、その傾向を維持し続けていることが確認できる。

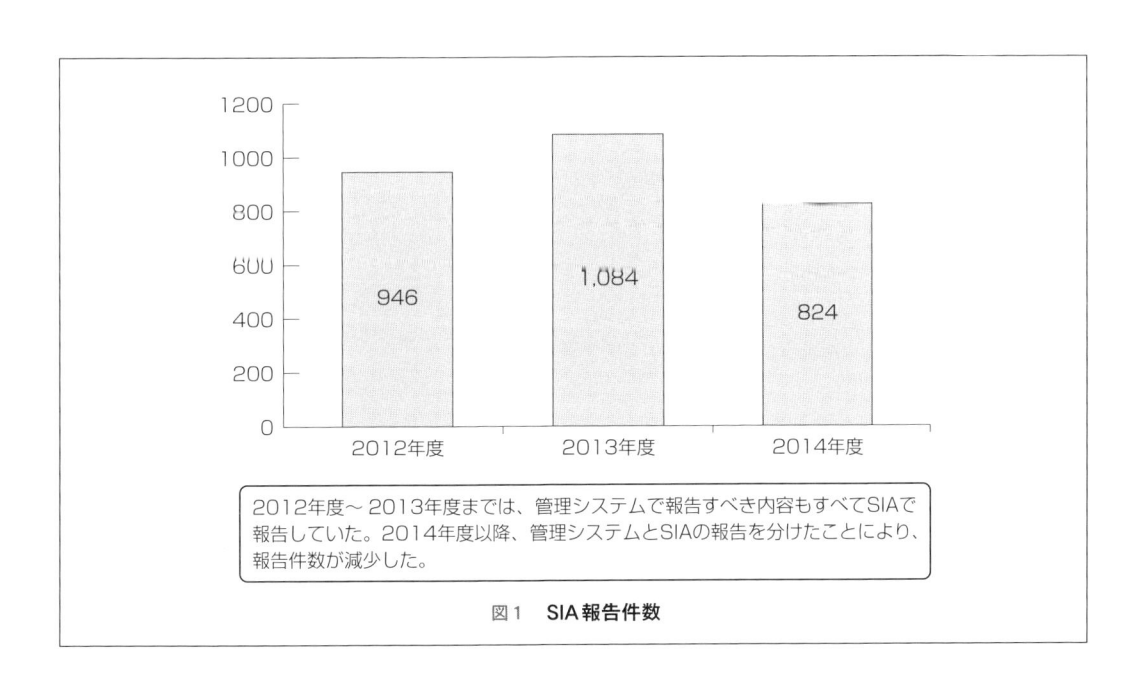

2012年度：946
2013年度：1,084
2014年度：824

2012年度〜2013年度までは、管理システムで報告すべき内容もすべてSIAで報告していた。2014年度以降、管理システムとSIAの報告を分けたことにより、報告件数が減少した。

図1　SIA報告件数

6 まとめ

　事務職員におけるリスクは、医療安全上のリスクとそれ以外の患者サービスに関するリスクが混在している。このような背景において、それぞれのリスクに対して、その特性に応じたマネジメント体制を取ることが重要となる。これによって、管理者だけではなく、報告者にもリスクマネジメントに対する意識の向上が期待できる。事務職員の職務特性を踏まえ、それに則した報告・管理体制を構築することが事務職員のリスクマネジメントにとっては必要であり、インシデント報告件数の増加や患者サービスの質向上は、院内全体のリスクマネジメントへの貢献であると考える。

事例 16 ▶ 社会医療法人若弘会

いつかはクラウン[*1]、いつかは臨床研修病院を目指して

社会医療法人若弘会　常務理事　戸根経夫

1 なぜ臨床研修病院の指定取得を目指したのか

　医療サービスにおいては、"安全で良質の医療の提供"という命題は昔も今も変わらない永遠に追究すべき課題である。医療を受ける利用者は、より良い医療サービスを求めることが常であり、病院はそれに応えるために医療の質の向上を求められる。医療の質の向上なくしては、利用者から選択されなくなり、病院運営の継続性が確保できなくなるといっても過言ではない。

　医療法人W会が運営する急性期一般病院のA病院（表1）では、医療の質向上を目指して、旧来の基準による医師臨床研修病院の指定取得に取り組んだ悪戦苦闘の歴史があるので、ここで紹介したい。

表1　A病院の概要（2001〔平成13〕年度時点）

開　設	1981（昭和56）年4月　東大阪市人口約52万人
病床数	230床：一般病棟（開放型病院46床）
診療科	内科、外科、循環器内科、呼吸器内科、消化器内科、脳外科、整形外科、小児科、眼科、婦人科、耳鼻咽喉科、泌尿器科、麻酔科、形成外科、放射線科、理学診療科、病理診断科
外来部門	救急外来、専門外来、総合外来
入院部門	5病棟（新看護2：1）　特定集中治療室（ICU 8床）
常勤医師数	43名
年間入院患者実数	3,930名
平均在院日数	16.5日
病床利用率	86％

　A病院は1981（昭和56）年4月の開設時より医療の質向上を重視していた。剖検室や手術室前室のエアーシャワーの設置等が行われており、いつかは臨床研修指定病院として指定されたいという熱い思いがあった。しかし、当時のA病院にとって臨床研修病院の指定基準はかなりハードルが高い状況であった（表2）。したがって、ハードおよびソフトの両面での体制整備が必要とされ、指定基準のクリアに向けた取り組みが行われた（表3）。

[*1]　「いつかはクラウン」：いつかは高級車に乗りたいという顧客の想いをのせたキャッチコピー（1983年、トヨタ自動車）である。

表2　臨床研修病院の指定基準（施設、人員等に関する基準）

1. 一般病床300床以上、又は年間の入院患者実数が3,000名以上である。
2. 内科、精神科、小児科、外科、整形外科、皮膚科、泌尿器科、産婦人科、眼科、耳鼻咽喉科及び放射線科の各科がそれぞれ独立して設置されていること。
3. 常勤医師が医療法上の定員を満たしていること。
4. 2.の各診療科について、それぞれ適当数の常勤医師数が配置されていること。
5. 2.の各診療科毎に十分な指導力を有する指導医が配置されていること。
6. 年間の剖検例が20体以上であり剖検率が30％以上であること、又はその他剖検に関する数値が相当数以上であること。
7. 救急医療の研修が実施できること。
8. 臨床検査室、放射線照射室、手術室、分娩室等の機能を示す数値が相当数以上であること。
9. 研究、研修に必要な施設、図書、雑誌の整備及び病歴管理等が十分であること。

出所：厚生労働省ホームページ「臨床研修病院の指定基準及び指定基準の運用」

表3　「臨床研修指定病院」に向けた取り組み

1. 1992（平成4）年、新館建設時にリニアックを設置、剖検室の整備
2. 1993（平成5）年、眼科、婦人科、耳鼻咽喉科、理学診療科を増設
3. 1998（平成10）年、臨床病理科開設
   残り必要な診療科：産科、皮膚科、精神科

2　病院の生き残りを賭けた院内プロジェクトの発足

　臨床研修病院としての指定基準をおおむね充たせる見通しがついた1998（平成10）年4月に、医師臨床研修病院になるための院内プロジェクトが発足した（表4）。理事長よりそのプロジェクトリーダーとして非医師である事務局長Tが任命された。事務局長TおよびA病院院長にはこのプロジェクトを推進するリーダーシップが求められた。

　プロジェクトの委員会発足時に医局会において、臨床研修病院の指定を受けることの意義等について説明を行ったところ、ある診療部長から「A病院が臨床研修病院になるには10年早い」といわれるなど、反対も多い状況であった。臨床研修病院の指定一般病院は、2002（平成14）年4月の時点でも全国でわずか494病院にすぎなかったので、無理もない話だったのかもしれない。

　事務局長Tは、医局会や運営会議等で今後の病院は医師の研修ができる病院でないと生き残れないことなどを繰り返し丁寧に説明し、医師や看護師、メディカルスタッフ部門に協力を求めた。1992（平成4）年に行った病院増築の際にハード面については整備してきたが、ソフト面での大きな課題が残されていた（表4）。特に20体以上の剖検数の確保と、産科および精神科の研修をどうするかということであった。

　A院長から各診療部長に対して死亡患者のご遺族の理解と同意を求めるようにとの要請があり、剖検数の確保のためにご遺族に協力をお願いした。一方、産科および精神科の医師研修については、自院で体制を確保することは困難なため、病院群による臨床研修病院

表4　プロジェクトチームを発足（委員会：月1回開催）

1．メンバーの選定
　　院長、副院長、教育研修長、各科診療部長、看護部長、事務部長、事務担当者
2．研修病院取得の要件の確認
　　大阪府、厚生労働省
3．自院でクリアすべき要件の列挙
　　・医師の複数化・病理解剖数・図書管理・救急外来の整備・研修室の整備
4．目標設定
　　・申請日時・従病院としてどこになっていただくか

表5　病院群による臨床研修病院の指定基準と従病院の基準

病院群による臨床研修病院の指定基準
（1）主病院と従病院は、相互に診療について機能的な連携があること。
（2）従病院の数は2以下であり、主病院の機能を補う分野が特定されていること。
従病院の基準
常勤医師が医療法上の定員を満たしている病院であること。
なお、大学病院は従病院としない。

出所：厚生労働省ホームページ「臨床研修病院の指定基準及び指定基準の運用」

の道を選択することとなった（表5）。

　幸い、事務局長Tが米国の病院マネジメントコースで勉強していた折に共に参加されていたY病院の院長との交流があったため、無理を承知で従病院として産科および精神科の医師研修をお願いしたところ、Y病院院長に快く引き受けていただいた。Y病院は数十年も前から医師の臨床研修を実施してきた歴史がある大阪府下でも高名な病院である。人と人とのつながりがいかに有難いものであるかを実感するとともに、今でも深い感謝の念でいっぱいである。

3　日本で最も病床数の少ない臨床研修病院の誕生と発展

　2002（平成14）年3月初旬、厚生労働省医政局によって臨床研修指定病院の実施調査が行われた。調査委員より病床数230床という小規模ながら臨床研修体制がそれなりに整備されていること、臨床研修に熱い思いをもっていることなどを評価され、A病院は2002年度から日本で最も病床数の少ない医師の臨床研修病院として運営することになった。このように様々な困難な課題に院長をはじめ各部門の職員が同じ目的に向かって取り組むことができたことが大きな成果につながったように思う。

　その後、2004（平成16）年度より幾分緩やかな基準のもとに新医師臨床研修制度が開始されたが、A病院では旧制度のもとで整備した体制が生かされ、臨床実践を通して充実した研修のできる管理型臨床研修病院として、また、各学会が認定する専門医の教育関連病院として引き継がれ、医師雇用の吸引力を高めた要因にもなっている。

第7章 医療現場のケース事例

事例17 ▶ 社会医療法人愛仁会

兵庫県立病院跡地利用事業公募選定に関する事業立案

社会医療法人愛仁会　兵庫県立尼崎病院跡地利用事業準備室　田渕　一

1 県立病院跡地利用事業者として選定

　2014(平成26)年夏、兵庫県尼崎市内にある県立2病院(県立尼崎病院・県立塚口病院)の統合再編に伴い、「地域保健・医療・福祉の向上」に寄与すると認められる提案を行った事業者に対し、県立病院の土地・建物が売却される公募が実施された。
　199床(公募時は170床)の中核となる病院と在宅サービス、介護老人保健施設とサービス付き高齢者向け住宅の複合型施設を提案した愛仁会グループが応募4法人の中から県立尼崎病院の跡地利用事業者として選定された。

2 トータルヘルスケアを理念とする愛仁会グループ

　愛仁会グループは1958(昭和33)年に大阪市西淀川区で設立。大阪府と兵庫県で事業展開を行っている。
2015(平成27)年4月1日現在、医師478名、看護職員2,155名、セラピスト331名ほか、グループ全体で合計5,422名(常勤・非常勤を含む)が勤務しており、急性期や回復期の病院だけではなく、医療・介護機能連携を通じて地域の患者・利用者にトータルヘルスケアを提供することを理念としている(図1)。

3 尼崎市の医療情勢

　尼崎市は兵庫県の南東の端に位置し、大阪市・豊中市・西宮市・伊丹市に隣接する人口45万人の中核市である。
　高齢化率は27.1％と兵庫県の全体平均26％よりも高く、他の中核市の姫路市(24.8％)、西宮市(21.9％)と比べても高齢化が進み、なかでも跡地事業を行う南部地域の高齢化率は30％超となっている。
　尼崎市のある阪神南圏域では、県立2病院の統合病院である県立尼崎総合医療センター

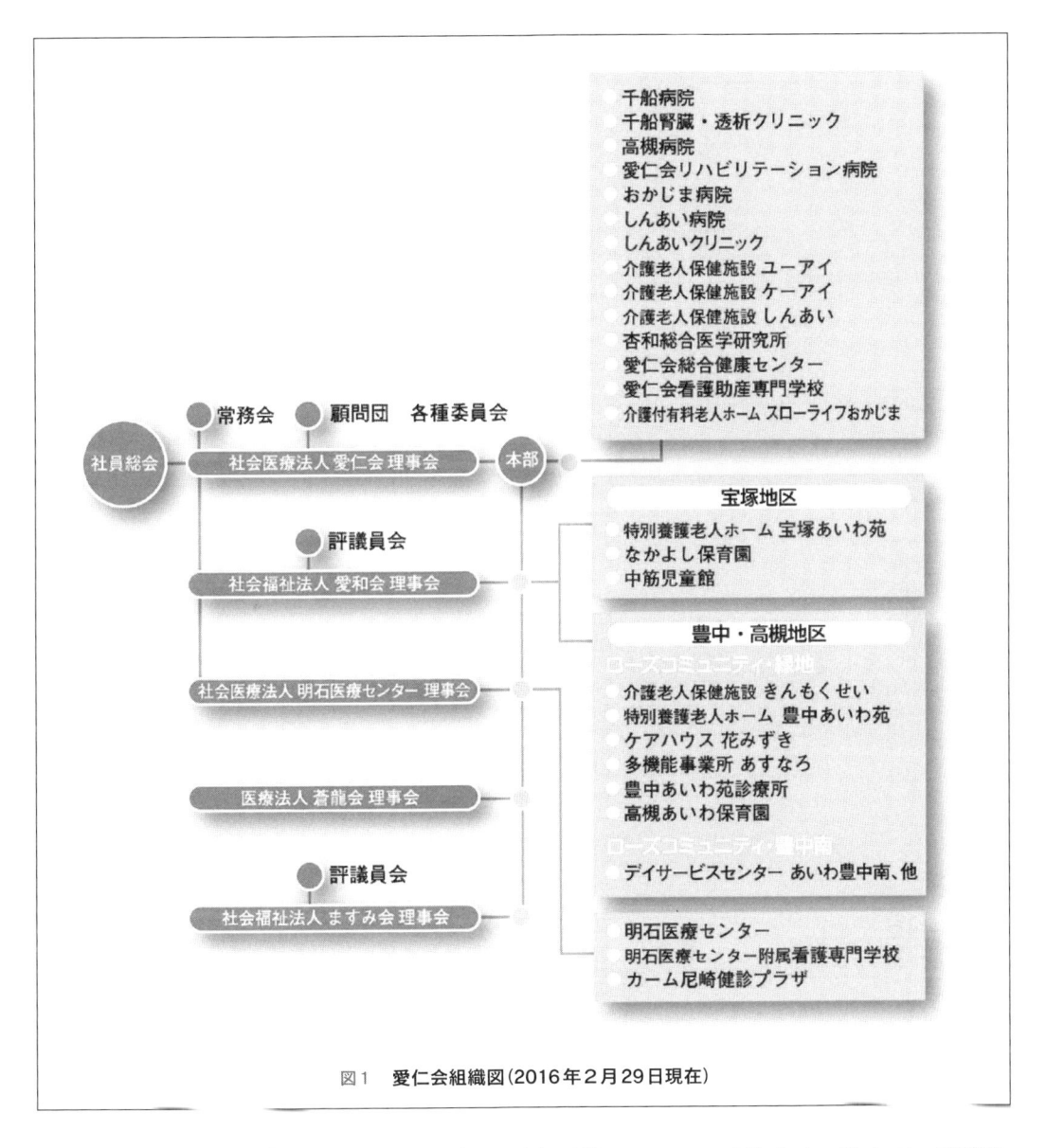

図1　愛仁会組織図（2016年2月29日現在）

(730床)をはじめ、兵庫医科大学病院(963床)、関西ろうさい病院(642床)など、高度急性期・急性期の病院は充実しているが、回復期病棟を持つ病院が2つしかなく、また病床数も少ない。回復期のニーズが非常に高い地域である。

4　基本方針は「在宅復帰」と「リハビリテーション」

　跡地事業の基本方針としては尼崎市の医療情勢を踏まえ、高齢者の「在宅復帰」を支えるサービス体制の整備と回復期「リハビリテーション」を軸としたトータルヘルスケアの提供が必要と考えた。

そのうえで、ER型救急医療・高度専門医療を基本的な機能とした関西最大級の高度急性期病院である県立尼崎総合医療センターと一体となって公的役割の一部を担いつつ、高齢者への切れ目のない対応を地域医療機関との連携により実現したうえで、跡地での介護福祉機能を充実させることを基本方針とした。

5 医療機能の「本館」、介護福祉機能の「新館」 在宅復帰に向けた一体運用

施設整備計画においては、既存建物である県立病院を内部改修し、医療機能を中心とする「本館」（図2左側建物）とした。中核となる病院は地域包括ケア病棟・回復期リハビリテーション病棟を中心に高度急性期の後医療から在宅での急変まで、幅広い地域の医療ニーズに対応し、地域包括ケアの拠点として運営する。また、県の難病相談センターと連携した障害者病棟を整備し、在宅の神経難病患者のレスパイト入院なども積極的に受け入れる。

介護福祉機能については、同一敷地内に「本館」と連絡通路でつながる「新館」（図2右側建物）を新たに建築し、在宅復帰強化型を目指す介護老人保健施設にサービス付き高齢者向け住宅を併せて整備することで、独居高齢者の多い地域の介護ニーズにも手厚く対応する予定である。

退院・退所後の生活についても、ケアプランセンターを窓口として、通所リハビリテーション、訪問診療・看護・リハビリテーション・介護などを総合的に提供し、安心して在宅復帰できる環境を整備する計画である。

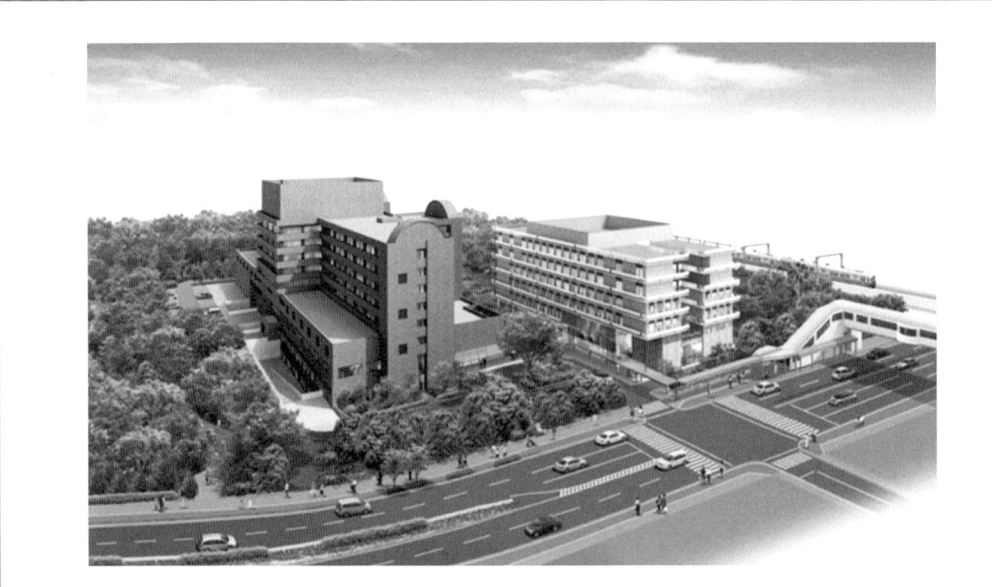

図2　完成予想図

6 「医療・介護の連携」と「行政・民間の連携」のモデルケースを目指して

　2015(平成27)年8月末に県から土地・建物の引き渡しを受け、10月から改修工事を着工。約5か月間の工事期間を経て、2016(平成28)年4月に病院開設(保険診療開始は5月)を予定している。遅延の許されないタイトな建築工程の管理とともに、約200名の新規人材を採用し、無事開設にこぎつけることが、当面の目標である。そのうえで、今回の医療資源の再編成を成功させ、今後の地域医療ビジョンの中で、「医療・介護の連携」と「行政・民間の連携」という2つの連携のモデルケースにできればと考えている。

事例 18 ▶ 横浜市立みなと赤十字病院

指定管理者制度を超越した高機能病院の経営ケース

日本赤十字社横浜市立みなと赤十字病院　医療連携課　池田　充

1 ガバナンス

　公立病院の開設者は、医療機関の経営を日々行っているわけではない。近年の公立病院は、地方公営企業法の全部適用、指定管理者制度、PFI（Private Finance Initiative）、地方独立行政法人、民間病院への委譲等と経営形態を変革してきたが、経営健全化のガバナンスが本当の意味で検討されているのであろうか。元来、病院の組織文化は固有性の高いものである。ここでは指定管理者として10年間にわたり病院運営を行ってきた横浜市立みなと赤十字病院（表1）のケースを振り返ってみる。

表1　病院概要（「平成26年度運営資料」より抜粋）

所在地	神奈川県横浜市中区新山下
開設	2005（平成17）年4月1日
開設者	横浜市長　林文子
指定管理者	日本赤十字社社長　近衞忠煇
根拠法令	地方自治法第244条の2第3項
許可病床数	634床
診療科数	36科
職員数	1,137人（うち常勤医師は188人）
病床利用率	84.2％
平均在院日数	11.5日
入院患者数	534人（1日当たり）
外来患者数	1,152人（1日当たり）
入院診療単価	73,721円（室料差額を含む）
外来診療単価	11,887円

2 指定管理者制度

　2002（平成14）年、当時の横浜市長の諮問機関として"横浜市市立病院あり方検討委員会"が設置され、新たな方策について検討が重ねられていたが、約1年後、地方自治法が改正され「公の施設の管理」について大きな転換の道が示され、新病院の公設民営化が決定した。これにより市民サービスとして必要とされる"政策的医療【11事業61項目】"を維持しながらも、「民間の力を活用」するという新時代の幕開けとなった。

3 新病院開院

　横浜市会で指定管理者を日本赤十字社とすることが決定し、約1年の開院準備を経て、2005(平成17)年4月、634床23診療科(現在は36診療科)の"横浜市立みなと赤十字病院"がオープンした。この背景には、横浜市中区根岸町にあった横浜赤十字病院(380床)および同区新山下の横浜市立港湾病院(300床)に加え、横浜市瀬谷区に設置されていた横浜市立アレルギーセンターが閉院し、新病院の政策医療に位置づけられる形となったことがある。したがって、当時日本でも極めて珍しい"3つの病院統合プロジェクト"であった。なお、開院10年が経過した現在においても、未だ600床級以上の病院で指定管理者の病院運営は出てきていない。

4 10年間の歩み

　横浜市立みなと赤十字病院は、救急患者数、新規紹介患者数、入院・外来患者数、登録医数等の診療実績を着実に増やし続け、横浜南部二次医療圏における中心的役割を担う病院に発展してきた。機能面においても、旧横浜赤十字病院においては標榜していなかった精神科が開院後2年目の2007(平成19)年に病棟オープンし、2009(平成21)年に地域医療支援病院と救命救急センターの指定を得て、2012(平成24)年に地域がん診療連携拠点病院、地域周産期母子医療センターの指定を受け、さらに2013(平成25)年には36診療科へ細分化を図ってきた。一方、医療の質においても、専門医数の増加、チーム医療や安全管理体制の整備、臨床教育研修センターの設置等々を整備するとともに、診療機能面においては、PET/CTや手術支援ロボット「ダビンチ」の導入により高次機能化を図ってきた。

5 経営環境

　経営的側面において、10年間を振り返る前に「協定」に着眼する必要がある。
　前述のとおり政策的医療を行うという使命は、イコール不採算的経営を強いられることになるため、年度協定において政策的医療交付金という約3.3億円の交付金が定められている。しかし、その一方で"指定管理者負担金"条項がある。これは、みなと赤十字病院と同種の建物の標準的な減価償却費相当額として算定した額(5億87,909,000円)に消費税および地方消費税額(47,032,720円)を加えた額(6億34,941,720円)を横浜市に支払うということを示す。また、2015(平成27)年度は、医業収益が181億円を超える場合は、181億円を超える額に10の1を乗じた額(1,000円未満の端数があるとき、その端数金額を切り捨てる)に消費税および地方消費税額を加えた額を支払うというものである。また、これ以外にも病院事業会計共通経費負担金として9,000,000円を毎年度4月末までに指定

口座に振り込まなければならない(図1)。

　病院の決算書を概括すると、2014(平成26)年度は、事業収益(医業収益・医業外収益・特別利益)で189億円、事業費用188億円という状況である。2003(平成15)年の開院前に作成したプロポーザル提案書(長期収支計画)においては、開院10年目で123億円の想定であったので、結果的に予測値に対し153%の成長率で事業拡大を行ってきたことになる。要するに、時代背景や地域の医療ニーズを見据えた医療の質を飛躍的に進化させてきたことの表れであるといえる。

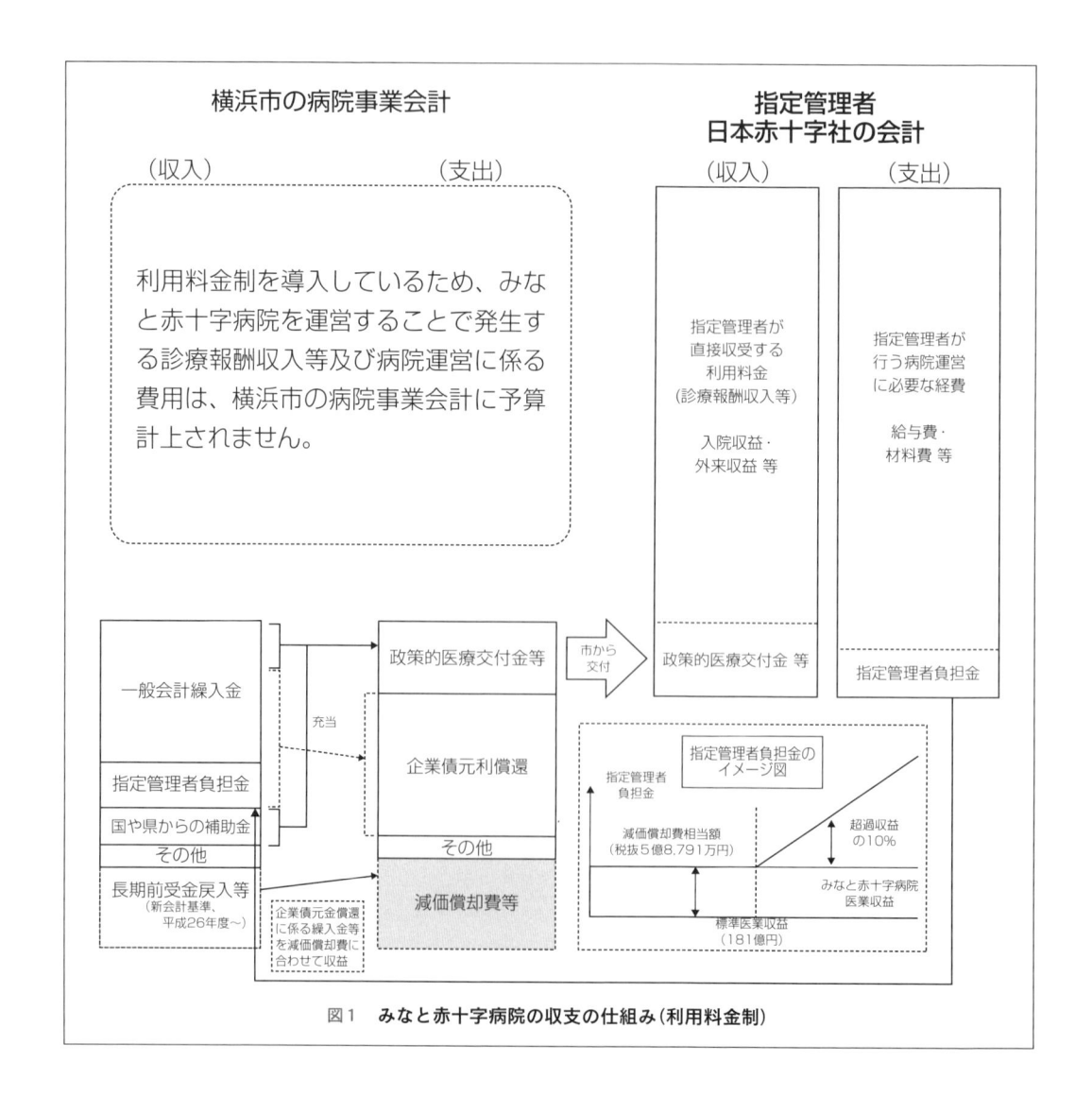

図1　みなと赤十字病院の収支の仕組み(利用料金制)

6 各拠点病院のプロジェクトケース

(1) 地域医療支援病院のプロジェクト

　横浜市に提出したプロポーザル資料に、①地域医療連携室の設置、②顔の見える信頼関係構築、③紹介、逆紹介推進（入院から退院までの調整）、④地域完結型の医療、⑤紹介外来の普及促進、⑥公開講座の定期開催を掲げ、計画実施を約束するとともに、中長期計画（開院後3～5年）として、"地域医療支援病院"の取得を計画化した。2007（平成19）年には、院内に推進委員会を設置し、運営規定を策定するとともに、紹介・逆紹介の推進、高度医療機器の共同利用の実施、救急医療の充実、医療従事者の研修等について実績を重ね、2009（平成21）年1月、医療法に基づく「名称使用承認」を得ることができた。

(2) 救命救急センターのプロジェクト

　2005（平成17）年12月、当院に新型救命救急センターを設置することの必要性を認識し、市や県と協議を開始していた。さらに、医師会や消防局をはじめとする関係機関との調整も行った。しかし、厚生労働省と県は、既存のセンター（補助基準30床型）のみ受理する方針を提示した。よって、急遽、救急外来等の改修も行い、救急医療にふさわしい施設整備を図った。しかし、当院は、当時の小泉政権で打ち出された「三位一体改革」により開設者が市長であることから公的補助金が交付されないという扱いになった。そのような状況であっても、北米のER型医療を掲げ、組織・運営体制の準備を重ね、県の審議会に上程し救命救急医療における政策的位置づけを得ることになった。現在では、年間約1万2,000台の救急車を受け入れ、日本でもトップクラスの収容力を誇るまでに進化してきており、全国からの視察者や臨床研修医の希望者も多く、病院経営の基幹事業となっている。

(3) 地域がん診療連携拠点病院のプロジェクト

　がん診療体制をさらに充実強化するために、2011（平成23）年11月、院内標榜として"がんセンター"および"がん相談支援センター"を開設した。従来の縦割りの診療体制ではなく、医師等、それぞれの職種が専門家として能力を発揮するとともに、患者さん中心の総合的横断体制を図った。これら必要要件の整備により2012（平成24）年4月に厚生労働省から「地域がん診療連携拠点病院」の指定を受けることができた。

7 今後の組織文化

　当院の10年間を振り返ると、常に課題を明らかにし、あるべき姿（目標）を描きながら経営資源（人・物・金・情報）を最大限活用してきた。指定管理制度という特殊な背景があ

りながらも、これからの病院運営においては、地域医療構想を踏まえ、さらに外部環境（地域事情と医療連携）に目を向けていく必要がある。したがって、今や協定事項を超越した行動計画を立案し、組織風土を変えながら質と効率の高いマネジメントが求められる。過去、自治体立病院で限界値に直面していた問題もガバナンスが違うことで、壁を突破することができたのが当院の10年で立証されている。今後も、エンパワーメント（権限移譲）を行いながら、職能制組織や事業部制組織等の導入検討も行われる必要がある。これによりプロフェッショナルな組織文化が醸成されるであろう。

著者紹介

白髪　昌世（しらが・まさとし）
（監修、第7章解説）
広島国際大学医療経営学部医療経営学科　教授
厚生省病院管理研究所経営管理部主任研究官、同マクロ医療経済研究室長、国立社会保障・人口問題研究所社会保障応用分析研究部第四室長併任、広島国際大学医療経営学科教授、同学科長、同大学院総合人間科学研究科医療経営学専攻長、同大学図書館長を担当。日本医療・病院管理学会（理事）、日本医療経営学会（理事・編集委員会委員長・医療ビジネス研究部会長）、日本診療情報管理学会（評議員）、「NPO法人医療を支える人づくりの会」設立メンバーとしてメールマガジン、フェイスブックで情報を発信している。

丁井　雅美（ちょうい・まさみ）
（第1章、第2章）
広島国際大学医療経営学部医療経営学科　准教授
1982年、ダイキン工業株式会社入社。1997年、龍谷大学大学院経営学研究科博士前期課程経営学専攻修了。2001年、京都工芸繊維大学大学院工芸科学研究科博士後期課程情報・生産科学専攻修了。2000年、広島国際大学医療福祉学部医療経営学科専任講師。2011年、同大学医療経営学部医療経営学科准教授に就任、現在に至る。経営学修士。博士（学術）。

井村　健司（いむら・けんじ）
（第3章）
医療法人財団暁あきる台病院　副院長・企画室長
1965年生まれ。早稲田大学大学院経営学研究科修了。国立医療・病院管理研究所、病院管理専攻科・研究科修了。青山学院大学経営学研究科博士課程・管理会計学教室退学。各種審議会、厚生科学研究費に関わる研究班に参画。主な専門は、戦略論、組織論、経営学説史、マーケティング、会計等。主な著書に『病院の仕組み／各種団体、学会の成り立ち』（「医療経営士初級テキスト」第4巻）『病院経営のしくみ』（いずれも日本医療企画）、『銀行に見殺しにされないための十箇条』（自由工房）、『病院経営戦略』（医学書院）、『介護保険と病医院の経営戦略・運営計画集成』（綜合ユニコム）、『早期退院, 平均在院日数短縮成功事例集』『クリティカルパスによる臨床管理の実践』（いずれも日総研出版）など。

山田　康夫（やまだ・やすお）
（第4章）
東京医療経営総合研究所　代表／英国国立ウェールズ大学経営大学院MBA（日本語）プログラム　准教授
1984年、早稲田大学法学部卒業。証券系シンクタンクを経て、1995年に医療界に転じる。医療法人慈生会野村病院企画室長、国際医療福祉大学・同大学院准教授、国立保健医療科学院上席主任

研究官などを歴任。専門分野は、医療・福祉経営論、医療・福祉政策論。博士(医療福祉経営学)。

山本　康弘 (やまもと・やすひろ)

(第5章、第6章)
国際医療福祉大学医療福祉学部医療福祉・マネジメント学科　副学科長、教授
国際医療福祉大学大学院診療情報アナリスト養成分野　分野責任者
1960年生まれ。国際医療福祉大学大学院医療福祉学研究科博士課程修了。博士(医療福祉経営学)、診療情報管理士指導者。国立病院および民間病院など官民2つの経営主体による病院実務経験を有する。専門は、病院管理学、医療経営学、診療情報管理学。現在、日本医療経営学会理事、日本医療・病院管理学会評議員、日本診療情報管理学会評議員・編集委員なども務める。

●第7章　事例執筆者一覧

【事例1】
福島　敦
(社会福祉法人恩賜財団済生会横浜市南部病院　事務局次長)

【事例2】
中村吉宏
(医療法人田中会武蔵ヶ丘病院　医事課主任)

【事例3】
西田伸哉
(社会医療法人愛仁会明石医療センター　事務部庶務科)

越智敏之
(社会医療法人愛仁会明石医療センター　事務部医事科)

【事例4】
大下雅史
(社会医療法人若弘会若草第一病院　管理部健康情報室地域連携課救急支援係係長)

佐々木祐太
(社会医療法人若弘会若草第一病院　管理部健康情報室地域連携課職長)

【事例5】
森本好恭
(社会医療法人若弘会わかくさ竜間リハビリテーション病院　管理部健康情報室室長)

【事例6】【事例12】
西田節子
(日本赤十字社広島赤十字・原爆病院　相談役)

【事例7】【事例9】
十河浩史
（公益財団法人大原記念倉敷中央医療機構倉敷中央病院　地域医療連携・広報部部長）

【事例8】
江崎芳弘
（特定医療法人財団博愛会　法人事務局局長）

【事例10】
小坂晶巳
（社会医療法人財団慈泉会相澤病院　副院長・看護部部長）

【事例11】
柿澤由紀子
（日本赤十字社深谷赤十字病院　看護部看護師長）

【事例13】
佐藤　税
（H病院　事務部医事課医事係）

【事例14】
松葉正和
（医療法人橘会東住吉森本病院　管理部課長）

【事例15】
森岡大貴
（社会医療法人愛仁会千船病院　事務部診療情報管理室副主任）
藤川達也
（社会医療法人愛仁会千船病院　事務部医事科副主任）

【事例16】
戸根経夫
（社会医療法人若弘会　常務理事）

【事例17】
田渕　一
（社会医療法人愛仁会　兵庫県立尼崎病院跡地利用事業準備室室長）

【事例18】
池田　充
（日本赤十字社横浜市立みなと赤十字病院　医療連携課長兼がんセンター管理室室長）

NOTE

NOTE

NOTE

NOTE

NOTE

NOTE

NOTE

NOTE

NOTE

NOTE

『医療経営士テキストシリーズ』

「医療経営士」が今、なぜ必要か？

　マネジメントとは経営学で「個人が単独では成し得ない結果を達成するために他人の活動を調整する行動」と定義される。医療機関にマネジメントがないということは、「コンサートマスターのいないオーケストラ」、「参謀のいない軍隊」のようなものである。

　わが国の医療機関は、収入の大半を保険診療で得ているため、経営層はどうしても「診療報酬をいかに算定するか」「制度改革の行方はどうなるのか」という面に関心が向いてしまう。これは"制度ビジネス"なので致し方ないが、現在、わが国の医療機関に求められているのは「医療の質の向上と効率化の同時達成」だ。この二律相反するテーマを解決するには、医療と経営の質の両面を理解した上で病院全体をマネジメントしていくことが求められる。

　医療経営の分野においては近年、医療マーケティングやバランスト・スコアカード、リエンジニアリング、ペイ・フォー・パフォーマンスといった経営手法が脚光を浴びてきた。しかし、実際の現場に根づいているかといえば、必ずしもそうとは言えない。その大きな原因は、医療経営に携わる職員がマネジメントの基礎となる知識を持ち合わせていないことだ。

　医療マネジメントは、実践科学である。しかし、その理論や手法に関する学問体系の整備は遅れていたため、医療関係者が実践に則した形で学ぶことができる環境がほとんどなかったのも事実である。

　そこで、こうした医療マネジメントを実践的かつ体系的に学べるテキストブックとして期待されるのが、本『医療経営士テキストシリーズ』である。目指すは、医療経営に必要な知識を持ち、医療全体をマネジメントしていける「人財」の養成だ。

　なお、本シリーズの特徴は、初級・中級・上級の3級編になっていること。初級編では、初学者に不可欠な医療制度や行政の仕組みから倫理まで一定の基礎を学ぶことができる。また、中級編では、医療マーケティングや経営戦略、組織改革、財務・会計、物品管理、医療IT、チーム力、リーダーシップなど、「ヒト・モノ・カネ・情報」の側面からマネジメントに必要な知識が整理できる。そして上級編では、各種マネジメントツールの活用から保険外事業まで医療機関のトップや経営参謀を務めるスタッフに必須となる事案を網羅している。段階を踏みながら、必要な知識を体系的に学べるように構成されている点がポイントだ。

　テキストの編著は医療経営の第一線で活躍している精鋭の方々である。そのため、内容はすべて実践に資するものになっている。医療マネジメントを体系的にマスターしていくために、初級編から入り、ステップアップしていただきたい。

　医療マネジメントは知見が蓄積されていくにつれ、日々進歩していく科学であるため、テキストブックを利用した独学だけではすべてをフォローできない面もあるだろう。そのためテキストブックは改訂やラインアップを増やすなど、日々進化させていく予定だ。また、執筆者と履修者が集まって、双方向のコミュニケーションを行える検討会や研究会といった「場」を設置していくことも視野に入れている。

　本シリーズが医療機関に勤務する事務職はもとより、ミドルマネジャー、トップマネジャーの方々に使っていただき、そこで得た知見を現場で実践していただければ幸いである。そうすることで一人でも多くの病院経営を担う「人財」が育ち、その結果、医療機関の経営の質、日本の医療全体の質が高まることを切に願っている。

東京医科歯科大学大学院教授
川渕　孝一

■初級テキストシリーズ（全8巻）［第2版］

巻	タイトル	編著者代表
1	医療経営史——医療の起源から巨大病院の出現まで	酒井シヅ（順天堂大学名誉教授・特任教授／日本医史学会理事長）
2	日本の医療政策と地域医療システム——医療制度の基礎知識と最近の動向	村上正泰（山形大学大学院医学系研究科生命環境医科学専攻医療政策学講座教授）
3	日本の医療関連法規——その歴史と基礎知識［第3版］	平井謙二（医療経営コンサルタント）
4	病院の仕組み／各種団体、学会の成り立ち——内部構造と外部環境の基礎知識	木村憲洋（高崎健康福祉大学健康福祉学部医療情報学科准教授）
5	診療科目の歴史と医療技術の進歩——医療の細分化による専門医の誕生、総合医・一般医の役割	上林茂暢（龍谷大学社会学部地域福祉学科名誉教授）
6	日本の医療関連サービス——病院を取り巻く医療産業の状況	井上貴裕（千葉大学医学部附属病院病院長企画室長・病院長補佐・特任教授）
7	患者と医療サービス——患者視点の医療とは	深津博（愛知医科大学病院医療情報部特任教授／日本医療コンシェルジュ研究所理事長）
8	医療倫理／生命倫理——医療人としての基礎知識	箕岡真子（東京大学大学院医学系研究科医療倫理学分野客員研究員／箕岡医院内科医師）

■中級テキストシリーズ(全19巻)

【一般講座】(全10巻)

巻	タイトル	編著者代表
1	医療経営概論―病院の経営に必要な基本要素とは	吉長成恭(広島国際大学大学院医療経営学専攻教授)
2	経営理念・ビジョン/経営戦略―経営戦略実行のための基本知識	鐘江康一郎(聖路加国際病院経営企画室)
3	医療マーケティングと地域医療―患者を顧客としてとらえられるか	真野俊樹(多摩大学統合リスクマネジメント研究所教授)
4	医療ITシステム―診療情報の戦略的活用と地域包括ケアの推進	瀬戸僚馬(東京医療保健大学保健学部医療情報学科講師)
5	組織管理/組織改革―改革こそが経営だ!	冨田健司(同志社大学商学部商学科准教授)
6	人的資材管理―ヒトは経営の根幹	米本倉基(岡崎女子短期大学教授)
7	事務管理/物品管理―コスト意識を持っているか?	山本康弘(国際医療福祉大学医療福祉・マネジメント学科教授)
8	財務会計/資金調達(1)財務会計	橋口徹(日本福祉大学福祉経営学部教授)
9	財務会計/資金調達(2)資金調達	福永肇(藤田保健衛生大学医療科学部医療経営情報学科教授)
10	医療法務/医療の安全管理―訴訟になる前に知っておくべきこと	須田清(弁護士/大東文化大学法科大学院教授)

【専門講座】(全9巻)

巻	タイトル	編著者代表
1	診療報酬制度と医業収益―病院機能別に考察する戦略的経営[第2版]	井上貴裕(東京医科歯科大学医学部附属病院院長補佐/特任准教授)
2	広報・広告/ブランディング―集患力をアップさせるために	石田章一(日本HIS研究センター代表理事/ビジョンヘルスケアズ代表)
3	部門別管理―目標管理制度の導入と実践	西村周三(京都大学理事・副学長)、森田直行(京セラマネジメントコンサルティング代表取締役会長兼社長/前京セラ代表取締役副会長)
4	医療・介護の連携―地域包括ケアと病院経営[第3版]	橋爪章(元保健医療経営大学学長・保健医療経営学部特任教授)
5	経営手法の進化と多様化―課題・問題解決力を身につけよう	鐘江康一郎(聖路加国際病院経営企画室)
6	創造するリーダーシップとチーム医療―医療イノベーションの創発	松下博宣(東京農工大学大学院技術経営研究科教授)
7	業務改革―病院活性化のための効果的手法	白濱伸也(日本能率協会コンサルティング品質経営事業部シニア・コンサルタント)
8	チーム医療と現場力―強い組織と人材をつくる病院風土改革	白髪昌世(広島国際大学医療経営学部医療経営学科教授)
9	医療サービスの多様化と実践―患者は何を求めているのか	島田直樹(ビー・アンド・イー・ディレクションズ代表取締役)

■上級テキストシリーズ(全13巻)

巻	タイトル	編著者代表
1	病院経営戦略論―経営手法の多様化と戦略実行にあたって	尾形裕也(九州大学大学院医学研究院医療経営・管理学講座教授)
2	バランスト・スコアカード―その理論と実践	荒井耕(一橋大学大学院商学研究科管理会計分野准教授)、正木義博(社会福祉法人恩賜財団済生会横浜市東部病院院長補佐)
3	クリニカルパス/地域医療連携―医療資源の有効活用による医療の質向上と効率化	濃沼信夫(東北大学大学院医学系研究科教授)
4	医工連携―最新動向と将来展望	田中紘一(公益財団法人神戸国際医療交流財団理事長)
5	医療ガバナンス―医療機関のガバナンス構築を目指して	内田亨(西武文理大学サービス経営学部健康福祉マネジメント学科准教授)
6	医療品質経営―患者中心医療の意義と方法論	飯塚悦功(東京大学大学院工学系研究科医療社会システム工学寄付講座特任教授)、水流聡子(東京大学大学院工学系研究科医療社会システム工学寄付講座特任教授)
7	医療情報セキュリティマネジメントシステム(ISMS)	紀ノ定保臣(岐阜大学大学院医学系研究科医療情報学分野教授)
8	医療事故とクライシスマネジメント―基本概念の理解から危機的状況の打開まで	安川文朗(熊本大学法学部公共社会政策講座教授)
9	DPCによる戦略的病院経営―急性期病院経営に求められるDPC活用術	松田晋哉(産業医科大学医学部教授(領域公衆衛生学))
10	経営形態―その種類と選択術	羽生正宗(山口大学大学院経済学研究科教授/税理士)
11	医療コミュニケーション―医療従事者と患者の信頼関係構築	荒木正見(九州大学哲学会長、地域健康文化学研究所所長)、荒木登茂子(九州大学大学院医学研究院医療経営・管理学講座医療コミュニケーション学分野教授)
12	保険外診療/附帯業務―自由診療と医療関連ビジネス	浅野信久(大和証券キャピタル・マーケッツ コーポレートファイナンス第一部担当部長/東京大学大学院客員研究員)
13	介護経営―介護事業成功への道しるべ	小笠原浩一(東北福祉大学大学院総合福祉学研究科教授/ラウレア応用科学大学国際諮問委員・研究フェロー)

※肩書きはテキスト執筆時のものです

医療経営士●中級【専門講座】テキスト8
チーム医療と現場力──強い組織と人材をつくる病院風土改革

2016年3月12日　初版第1刷発行

編　　著　白髪　昌世
発　行　人　林　諄
発　行　所　株式会社 日本医療企画
　　　　　〒101-0033　東京都千代田区神田岩本町4-14　神田平成ビル
　　　　　TEL 03-3256-2861（代）　http://www.jmp.co.jp
　　　　　「医療経営士」専用ページ　http://www.jmp.co.jp/mm/
印　刷　所　図書印刷 株式会社

©MASATOSHI SHIRAGA 2016, Printed in Japan
ISBN978-4-86439-444-4 C3034　　　定価は表紙に表示しています
本書の全部または一部の複写・複製・転訳載等の一切を禁じます。これらの許諾については小社までご照会ください。